Anaesthesiology and Resuscitation
Anaesthesiologie und Wiederbelebung
Anesthésiologie et Réanimation

6

Editores

Prof. Dr. R. Frey, Mainz · Dr. F. Kern, St. Gallen
Prof. Dr. O. Mayrhofer, Wien

Parenterale Ernährung

Bericht über das Symposion des Physiologisch-Chemischen Instituts
und des Instituts für Anaesthesiologie
der Johannes Gutenberg-Universität am 30. und 31. Oktober 1964
in Mainz

Herausgegeben von

K. Lang, R. Frey und M. Halmágyi

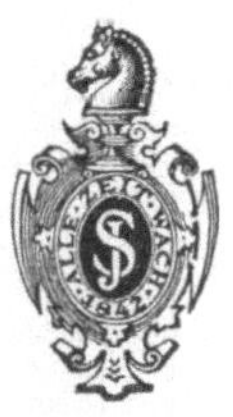

Springer-Verlag Berlin Heidelberg New York 1966

 Library of Congress Catalog Card Number 65—26833.
ISBN-13: 978-3-540-03449-0 e-ISBN-13: 978-3-642-87772-8
DOI: 10.1007/ 978-3-642-87772-8

Titel Nr. 7441

Vorwort

Das Gebiet der intravenösen Ernährung liegt heute im Brennpunkt des Interesses, und zwar sowohl des Theoretikers als auch des Klinikers. Durch intensives Arbeiten sind in den letzten Jahren große Fortschritte erzielt worden.

Das diesjährige Symposion behandelte das Thema: Parenterale Ernährung. Es sollte eine Fortsetzung des Symposions sein, das von der Deutschen Gesellschaft für Ernährung mit dem gleichen Thema vor zwei Jahren in Mainz abgehalten wurde.

Wir sind seiner Magnifizenz, dem Herrn Rektor Prof. Dr. H. LEICHER, seiner Spektabilität, dem Herrn Dekan Prof. Dr. K. THOMSEN, und dem Hausherrn, Herrn Prof. Dr. H. BREDT, zu Dank verpflichtet, daß sie dieses Symposion im Rahmen der Universität ermöglicht haben. An dem Symposion nahmen Vertreter mehrerer Länder (Australien, Dänemark, Frankreich, Japan, Schweden, Schweiz) teil. Wir danken den ausländischen Kollegen, die den Weg zu uns gefunden haben, um mit ihren Beiträgen das Symposion zu bereichern.

Besonderer Dank gebührt den Herren Vorsitzenden Prof. M. ALLGÖWER (Chur), Prof. F. KÜMMERLE (Mainz) und Prof. J. LASSNER (Paris), daß sie den wissenschaftlichen Teil des Symposions auf hervorragende Weise geführt und zum Erfolg mit beigetragen haben.

Wir sind der Meinung, daß der Gedankenaustausch zwischen den Vertretern der experimentellen und der klinischen Medizin auf diesem Symposion viele gemeinsame Probleme deutlich werden ließ, von denen einige gelöst und viele noch ungeklärt sind. Für jeden Theoretiker und Kliniker bietet der Inhalt nicht nur einen Überblick über das heutige Wissen, sondern auch zahlreiche Anregungen für weiteres Forschen auf diesem praktisch so wichtigen Gebiet.

Es war uns leider nicht möglich, die gesamten Diskussionen in dieser Monographie aufzunehmen.

Mainz, im Januar 1965 *Die Herausgeber*

Inhaltsverzeichnis

A. *Theoretische Grundlagen*

B. *Klinik*

Verzeichnis der Referenten und Korreferenten

Referenten

Ahnefeld, F. W., Priv.-Doz.	Institut für Anaesthesiologie der Univ. Mainz und Bundeswehrlazarett Koblenz
Bansi, H. W., Prof. Dr.	Krankenhaus St. Georg, Hamburg 13
Bässler, K. H., Prof. Dr.	Physiologisch-Chemisches Institut der Universität Mainz
Coats, D., M. D.	Sen. Lecturer in Physiology, Melbourne (Australien)
Dohrmann, R., Priv.-Doz.	Städt. Boehring-Krankenhaus, Berlin 37
Erdmann, G., Prof. Dr.	Universitäts-Kinderklinik, Mainz
Frey, R., Prof. Dr.	Direktor des Instituts für Anaesthesiologie der Universität Mainz
Halmágyi, M., Dr. med.	Institut für Anaesthesiologie der Universität Mainz
Heller, L., Prof. Dr.	Universitäts-Frauenklinik Frankfurt a. M.
Jürgens, P., Dr. med.	Krankenhaus St. Georg, Hamburg 13
Lassner, J., Prof. Dr.	Institut für Anaesthesiologie der Universität Paris
Mehnert, H., Priv.-Doz.	Medizinische Poliklinik der Universität München
Müller, G., Dr. med.	Krankenhaus St. Georg, Hamburg 13
Pezold, F. A., Prof. Dr.	Städt. Behring-Krankenhaus, Berlin-Zehlendorf
Rostin, M., Dr. med.	Krankenhaus St. Georg, Hamburg 13

Korreferenten

Allgöwer, M., Prof. Dr.	Chefarzt der Chirurgischen Abteilung des Rätischen Kantons- und Regionalsspitals, Chur, und Direktor des Schweizerischen Medizinischen Forschungsinstituts, Laboratorium f. exper. Chirurgie, Davos-Platz (Schweiz)
Burckhardt, P.	Chirurgische Abteilung des Rätischen Kantons- und Regionalspitals, Chur (Schweiz)
Dietz, H., Dr. med.	Neurochirurgische Universitätsklinik, Mainz
Fischer, F., Dr. med.	Institut für Anaesthesiologie der Universität Mainz
Gruber, U., Dr. med.	Schweizerisch-Medizinisches Forschungsinstitut Laboratorium f. experimentelle Chirurgie, Davos-Platz (Schweiz) und Chirurgische Universitätsklinik Göteborg (Schweden)
Jordal, K., Dr. med.	Sundby Hospital, Kopenhagen (Dänemark)

Keil, H. R., Dr. med.	Chirurgische Abteilung des Allgemeinen Krankenhauses Hamburg-Barmbeck
Kirchner, E., Dr. med.	Anaesthesieabteilung der Chirurgischen Universitätsklinik Marburg/Lahn
Kreuscher, H., Dr. med.	Institut für Anaesthesiologie der Universität Mainz
Schilling, K., Dr. med.	Chirurgische Universitäts-Klinik Hamburg-Eppendorf
Schultis, K., Dr. med.	Chirurgische Universitätsklinik Gießen
Wretlind, A., Prof. Dr.	Statens Inst. f. Folkhälsan, Abt. f. Ernährung Lebensmittelhygiene, Stockholm (Schweden)

Stoffliche und energetische Verwertung von Aminosäuren bei parenteraler Anwendung

Von **H. W. Bansi, P. Jürgens, G. Müller und M. Rostin**
Aus der 1. Medizinischen Abteilung des allgemeinen Krankenhauses St. Georg, Hamburg

Die Hauptaufgabe einer parenteralen Ernährung besteht in dem Bestreben, Bilanzverluste bei Behinderung normaler Ernährung zu vermeiden bzw. so gering wie möglich zu halten.

Daß dieses Problem in erster Linie den Chirurgen betrifft, wenn durch operative Eingriffe der Magendarmkanal ausgeschaltet wird, liegt nahe. Aber auch bei zahlreichen anderen Indikationen wird sich eine parenterale Ernährung entweder als völlige Substitution oder als Teilsubstitution anbieten, wenn es z. B. gilt, bei schweren cerebralen Ausfallserscheinungen, wie während langdauernder Bewußtlosigkeit, Commotio und manchen anderen cerebralen Prozessen, aber auch von internmedizinischen Gesichtspunkten aus, einschließlich der Nierenerkrankungen und vor allem der Anorexia nervosa, für eine ausreichende Calorien- und Nährstoffzufuhr zu sorgen.

Die uns gestellte Aufgabe beschränkt sich ausdrücklich auf die stoffliche und energetische *Verwertung der Aminosäuren*. Die Erhaltung des Eiweißbestandes im Organismus ist immer eine der wesentlichsten Aufgaben des Stoffwechsels; er wird durch meist kybernetisch geschaltete Regulationsvorgänge im Gleichgewicht gehalten, und es gibt nur einen kleinen „labilen protein pool" (nach MUNRO etwa 3—5% des Gesamtproteinbestandes), in dem eine gewisse leicht mobilisierbare Menge sozusagen „auf Lager" gelegt werden kann und zwar in erster Linie in der Darmwand, den Leberzellen und der Muskulatur. Seit langem ist bekannt, daß in sehr vielen Situationen — vor allem im *Stress* — der hinsichtlich der Zufuhr und Ausscheidung des N so außerordentlich ausgeglichene Eiweißhaushalt, besonders beim Vorliegen eines guten E. Z. sehr schnell in eine Situation der Katabolie geraten kann. Die beiden Hauptaufgaben, die demnach für den Therapeuten zu lösen sind, sind 1. eine ausreichende Calorienzufuhr, um eine negative Energie-Bilanz zu vermeiden und 2. den Eiweißhaushalt so zu gestalten, daß es nicht zur erheblichen Einschmelzung von Körpersubstanz kommt.

Die Fette als mehr oder weniger wichtige Vorratsstoffe, also sozusagen als Haldenbestände des Energiehaushaltes und die Kohlenhydrate als schnell verfügbare "fuel of the life", aber von geringer Speicherfähigkeit (etwa 700 g Glykogen) werden in unserer kurzen Betrachtung bewußt außer Betracht gelassen.

Neben der Erhaltung des Ausgleichs des Wasser- und Salzhaushaltes ist es für den Gesamtorganismus außerordentlich wichtig, den *Stickstoffhaushalt im Gleichgewicht* zu halten. Hier ergeben sich Schwierigkeiten, wenn die sonst übliche perorale Zufuhr behindert oder vorübergehend unmöglich geworden ist. Die Bluttransfusion als parenterale Ernährung kommt wegen der langsamen Metabolisierung der Plasmaproteine und wegen des unzureichenden Isoleucingehaltes als vollwertiger Ersatz nicht in Frage. Sie wird allerdings vor allem hämodynamisch gesehen und im Rahmen der Atmungsfunktion immer eine wichtige Stellung in der Therapie einnehmen. Man wird daher bestrebt sein müssen, durch die Zufuhr von Eiweißbausteinen das N-Gleichgewicht zu erhalten.

Es wird das Ziel des Therapeuten sein — worauf hier ausdrücklich eingegangen werden soll —, den Eiweißhaushalt so rationell wie möglich zu gestalten. Einige Bemerkungen seien hierzu kurz vorausgeschickt. Der Sollumsatz plus dem notwendigen Zusatz an Calorien bei einem bettlägrigen Menschen ist sozusagen der Ansatz, der für die Zufuhr als Minimum notwendig erscheint. Aber schon bei der Zufuhr von Kohlenhydraten sind wir durch die Unterbringung der notwendigen Mengen in der Infusionslösung gewissermaßen limitiert. Höhere Konzentrationen als 10% KH-Lösungen sind wegen ihrer Hyperosmolarität und dadurch gegebenen Reizwirkung auf die Venenwände kaum verwendbar. Über eine Menge von 2 bis höchstens $2^1/_2$ l pro Tag hinaus über einen längeren Zeitraum wird man kaum infundieren können, wobei die Tropfgeschwindigkeit von etwa 60 Tropfen = 3—4 ml in der Minute als limitierender Faktor der Infusionsgeschwindigkeit (etwa 8 Std tägliche Infusionsdauer) angesetzt werden muß. Die Begrenzung der Calorienzufuhr für die KH-Lösungen ist damit gegeben. Nehmen wir 2 l, so werden damit 800 kcal = 200 g irgend eines der verschiedenen Kohlenhydrate bzw. Zuckeralkohole — ob nun Fruktose, Glukose, Sorbit oder Xylit genommen wird — zugeführt. An Stickstoffquellen kommen eigentlich nur Aminosäuren infrage, denn höhere Peptide sind nicht mehr verträglich oder gehen wegen ihrer langsamen Metabolisierbarkeit zu beträchtlichen Anteilen renal verloren.

Die uns zur Zeit zur Verfügung stehenden Aminosäure-Lösungen kann man in zwei auf verschiedene Art gewonnene Lösungen unterteilen: diejenigen, die *enzymatisch* durch Hydrolyse von Proteinen hergestellt werden und solche, die aus *synthetischen Gemischen* auf Grund theoretischer Überlegungen zusammengestellt werden. Die Konzentrationen der einzelnen Aminosäuren in den Eiweißhydrolysatlösungen werden nicht durch das physiologische Bedürfnis des Empfängerorganismus, sondern durch die Art des Ausgangseiweißes bestimmt. Daher begrüßten wir es, daß uns in neuerer Zeit für grundlegende Bilanzversuche über die Metabolisierung der einzelnen Aminosäuren *synthetische Gemische* zur Verfügung gestellt werden konnten. Ihre Zusammensetzung erfolgte im einzelnen in Anlehnung an den Roseschen Minimalbedarf an essentiellen Aminosäuren, der in sehr sorgfältigen und umfangreichen Ernährungsversuchen bei jungen Männern ermittelt wurde. Die Proportionierung der einzelnen Aminosäuren entspricht dabei etwa der des Hühnereiproteins oder des Proteins der Muttermilch, zwei Proteinen mit besonders hoher biologischer Wertigkeit. Daß die scharfe Unterteilung der Aminosäuren in essentielle und nicht essentielle, die bei den Roseschen Versuchen durch perorale Ernährung ermittelt worden ist, den heutigen Verhältnissen nicht mehr voll entspricht, sei hier nur vermerkt, sei aber im Rahmen unseres Vortrages nicht zur Diskussion gestellt. Eine gewisse Schwierigkeit bei der Verwendung solcher kristalliner Aminosäure-Lösungen lag anfänglich darin, daß die meisten Aminosäuren aus ökonomischen Gründen als DL-Aminosäuren zur Verfügung standen, sich aber jetzt schon Verfahren abzeichnen, reine L-Formen preiswert herzustellen. An dieser Stelle sei erwähnt, daß sich bei den später zur Verfügung stehenden reinen L-Aminosäure-Gemischen die Stoffwechsellage keineswegs als günstiger herausstellte, als bei den DL-Gemischen, worüber wir andernorts ausführlich berichtet haben.

Tabelle 1. *Bedarf des Menschen an essentiellen Aminosäuren* (nach ROSE)

Aminosäure	Tägliche Zufuhr in g	
	Minimum	"Safe intake"
L-Isoleucin	0,70	1,40
L-Leucin	1,10	2,20
L-Lysin	0,80	1,60
L-Methionin[1]	1,10	2,20
L-Phenylalanin[2]	1,10	2,20
L-Threonin	0,50	1,00
L-Tryptophan	0,25	0,50
L-Valin	0,80	1,60

[1] In Abwesenheit von L-Cystin
[2] In Abwesenheit von L-Tyrosin

An Hand der Ergebnisse zweier Versuchsserien möchten wir nun im Rahmen des uns gestellten Themas einige Probleme des Aminosäurestoffwechsels ausführlicher darstellen. Wir infundierten 21 stoffwechselgesunden Patienten (meist Ulcus-Patienten, Versuchsserie I = 13, Versuchsserie II = 9 Patienten) in annähernd ausgeglichenem Ernährungszustand an essentiellen L-Aminosäuren stets 3—5 Tage lang täglich Mengen, die dem doppelten Roseschen "safe intake", d. h. dem 4fachen des nach ROSE errechneten Minimalbedarfs entsprachen. Dabei wurden jeweils die mit eingesetzten D-Formen der racematehaltigen Aminosäurelösung bis auf 30—40% des D-Methionins und etwa 0,5 g des D-Phenylalanins, die bekanntlich die entsprechenden L-Formen voll ersetzen können, nicht als essentielle Stickstoffspender einbezogen. Als wesentliche Quelle für nicht essentiellen Stickstoff wurde neben den D-Aminosäuren das Glycin verwendet (s. Tab. 2). Wir erreichten bei den beiden Gruppen unter Infusion von 2 l Aminofusin

600® eine allerdings nicht ausreichende Calorien-Zufuhr von etwa 1200 kcal pro die. Um die Calorien-Zufuhr aufzubessern, wurden 100 g Glucose im Rahmen der eben schon errechneten Calorien-Gesamtmenge per os zugeführt, um einigermaßen in die Nähe der Bedarfszahlen zu kommen. Es ist, wenn man von Äthanol bzw. Fettinfusionen Abstand nimmt, sehr schwierig, allein auf dem Infusionswege eine ausreichende Calorien-Zufuhr zu erzielen.

Tabelle 2. *Infusionslösung*

	Aminosäuren (AS)					Kohlenhydrate	Vitamine	Elektrolyte	Gesamt-N/l	Calorien/l
	Gesamtanteil	Zusammensetzung	"safe intake"/l	AS (g/l)	N (g/l)					
Aminofusin 600® Pfrimmer & Co.	5%	L-Lys	1			10% Sorbit	X	X	8,24 g N	ca. 620 kcal
		DL-Try	1							
		DL-Thr	1							
		DL-Val	1							
		DL-Met	1							
		DL-Ileu	1							
		L-Leu	1							
		DL-Phe	1							
		L-His		1						
		L-Arg		3,2						
		Gly.		24	ca. 4,49					

Da die mit den reinen Aminosäure-Lösungen plus Glucose per os durchgeführten Versuche (Gruppe I = 13 Fälle) stets eine negative Stickstoffbilanz ergeben hatten — wobei nachher noch im einzelnen über die Verluste der nicht metabolisierten Aminosäuren zu sprechen sein wird — lag es nahe, die trotz einer N-Zufuhr von 16,8 g noch ungünstige Stickstoff-Stoffwechselsituation durch Zufuhr von Anabolika zu verbessern. Der Gruppe von 13 Versuchen an Ulcus- bzw. Gastritis-Kranken, die nur mit der nicht ausreichenden Calorienmenge über 3—4 Tage ernährt werden konnten und die also ständig eine negative Bilanz aufgewiesen hatten, wurde eine 2. Patientengruppe gegenübergestellt, bei der durch Zufuhr von anabolen Substanzen eine bessere Stickstoff-Stoffwechsellage angestrebt wurde. Um der Wirkung der anabolen Steroide eine gewisse Anlaufszeit zu ermöglichen, wurde zu der Vorperiode mit der üblichen Standard-Ulcusdiät eine zweite entsprechende Periode mit Zufuhr von Anabolika eingeschaltet, aus der sich bereits eine Verbesserung der Ausgangslage des Stoffwechsels ergab, während dann die dritte Periode, die eigentliche Infusionsperiode, folgte; und in der vierten Periode wurde wieder auf die Ausgangs-Ulcusdiät plus Anabolika zurückgegangen. Das Anabolikum war das Dianabol® (3×5 mg täglich), das uns freundlicherweise von der Ciba zur Verfügung gestellt worden war, während in allen diesen Aminosäure-Versuchen das von Herrn Dr. Fekl zusammengestellte Aminofusin 600® der Firma Pfrimmer infundiert wurde.

Tabelle 3

Versuchsserie	N-Bilanz[1] (gN/Tag)				Calorienbilanz[2] der Hauptperiode	α-Amino N-Urinausscheidung (mg/Tag)				Sorbitausscheidung mit Urin		Gesamt-Kreatinin-Urinausscheidung (g/Tag)			
	Vorperiode		Hauptperiode	Nachperiode		Vorperiode		Hauptperiode	Nachperiode	g/Tag	% der Zufuhr	Vorperiode		Hauptperiode	Nachperiode
Ia. Aminofusin 600® + Glucose	—2,1		—2,0	—0,5	—12%	150		1610	170	30	15	1,69		1,65	1,45
		3×5 mg Dianabol/Tag					3×5 mg Dianabol/Tag						3×5 mg Dianabol/Tag		
II. Aminofusin 600® + Glucose + Dianabol®	—1,5	+0,4	+0,3	—0,7	—4%	140	120	2130	220	24	12	1,40	1,41	1,45	1,43

[1] Gesamt-N im 24 Std-Harn + 1 g N im Stuhl.
[2] Calorienbilanz = Zufuhr — Verbrauch in % des Soll-Grundumsatz (Zufuhr = zugeführte Calorien — Calorienausscheidung als Aminosäuren + Kohlenhydrat im Harn).

Der Vergleich dieser beiden Versuchsgruppen ergibt eine signifikante Verbesserung der N-Bilanz sowohl in der Vorphase II als auch in der Hauptperiode von —2,1 bzw. —2,0 auf +0,4 bzw. +0,3 der Gesamt-N-Bilanz, wobei zur Kontrolle der Gleichmäßigkeit der Harnausscheidung die Gesamtkreatininausscheidung im Harn mit herangezogen wurde.

Hier sei ein kurzes Wort über die Kontrolle von Stoffwechselversuchen durch die Bestimmung der Gesamt-Kreatininausscheidung im 24 Std-Harn eingeschaltet. Es erscheint im Rahmen von Bilanzversuchen an Patienten und Normalpersonen notwendig, sich über die Vollständigkeit des Harnsammelns zu orientieren, was am einfachsten durch eine Bestimmung des Gesamtkreatinins im 24 Std-Harn geschieht. In allen unseren Versuchen haben wir hierauf größten Wert gelegt, denn stets, wenn im Laboratorium plötzlich eine aus der Reihe fallende Kreatininbestimmung angetroffen wurde, ergab sich, daß sich der Patient entweder durch starkes Abführen oder auch gelegentlich durch Erbrechen nicht mehr in einem ausgeglichenen Wasserstoffwechsel befunden hatte oder die Sammlung des Harns unvollständig war. Selbstredend mußten solche unvollkommenen Versuche unverwertet bleiben. Man hat durch die einfache Bestimmung des Gesamtkreatinins im Harn also jederzeit die Möglichkeit, sich von der Exaktheit des Harnsammelns bei seinen Kranken, teils durch die Patienten selbst, teils auch durch die Schwestern, zu überzeugen.

Als wesentlichstes Resümee ist festzustellen, daß durch die Zufuhr von 3×5 mg Dianabol eine bis dahin wahrscheinlich infolge der unzureichenden Calorienzufuhr negative Stickstoffbilanz sich signifikant um ungefähr 1,5—2 g N verbessert und die Stickstoffbilanz bei etwa 1600 kcal Zufuhr damit in einen Gleichgewichtszustand gerät. Warum die Stickstoffbilanz in der Nachperiode wieder etwas herunterging und einen Wert zwischen dem Ausgangswert ohne ein Anabolikum und dem Ausgangswert unter Dianabol erlangte, ist noch nicht völlig geklärt. Aus dem Tierexperiment wissen wir aber, daß die anabolen Phasen mit N-Retention sich in der Regel nur über einen beschränkten Zeitraum erstrecken, der in erster Linie den „labilen protein pool" betrifft (CHRISTENSEN, CUTHBERTSON, GEYER, KOCHAKIAN, MUNRO).

Der Stickstoff des Harns setzt sich zusammen aus: 1. dem überhaupt nicht in den N-Umsatz eingegangenen Anteil an Eiweißbausteinen, dem

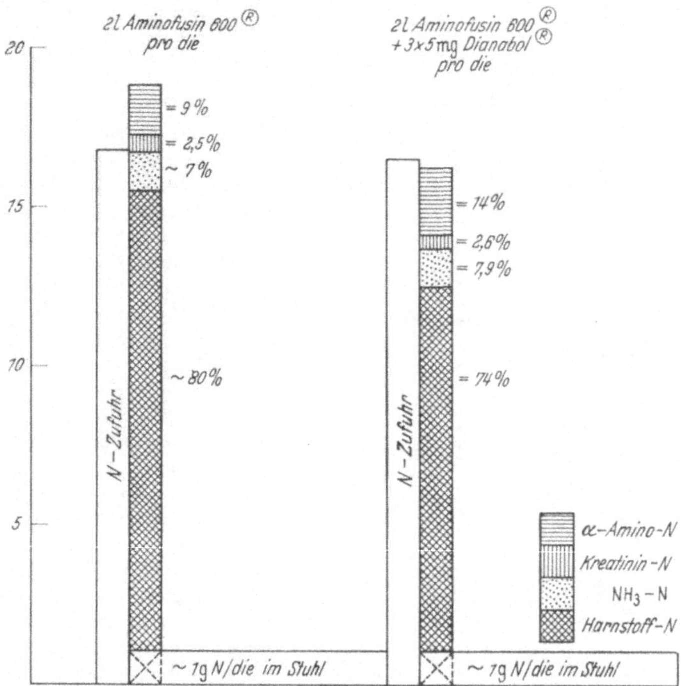

Abb. 1. Stickstoffausscheidung bei parenteraler Ernährung ohne und mit gleichzeitiger Anabolikum-Medikation

Stickstoff in Form des *α-Amino-N's*, der durch die Nieren infolge unzureichender Reabsorption der im Glomerulum ultrafiltrierten Aminosäuren verlorengeht und 2. dem im *energetischen Stoffwechsel metabolisierten Stickstoff*.

Diese Endprodukte des eigentlichen Stickstoff-Stoffwechsels umfassen einmal die *Abnutzungsquote*, die als N-*Minimum* bei ausreichender Gesamt-calorien-Zufuhr, aber eiweißfreier Ernährung 35—50 mg/kg Körpergewicht beträgt, ferner den Harn-Kreatinin-N, den N der Harnsäure und des Harnammoniaks. Der Hauptanteil des Harnstickstoffs entfällt auf den Harnstoff-N als Endprodukt des energetisch verbrannten Nahrungs-Proteins oder der zugeführten Aminosäuren (Abb. 1) (bei normaler Calorien- und Eiweißzufuhr etwa 80—90% des Gesamt-N im Harn).

Da in unseren Versuchen mit Anabolika die im Harn ausgeschiedene Gesamtstickstoffmenge sich im ganzen vermindert hatte — denn die N-Bilanz wurde positiv —, auf der anderen Seite ein etwas höherer α-Amino-N-Verlust eintrat, da sich die Bilanz durch Einstrom von Aminosäuren in die verschiedenen compartments erhöhte und damit eine Steigerung des Nieren-Lecks eintreten mußte, hatte der Harnstoffanteil an der gesamten Stickstoffzufuhr sich dagegen von 80% auf 74% reduziert. Man kann hieraus zwanglos schließen, daß der energetisch metabolisierte, d. h. der eigentliche im Energieumsatz verbrauchte Anteil an Protein geringer geworden ist.

Die α-Amino-N-Ausscheidungen, die wir in früheren Untersuchungen im einzelnen diskutiert haben ,betreffen — wie aus Tab. 4 zu entnehmen ist — vor allem *Glycin*, da die in der Infusion enthaltende erhebliche Menge Glycin von 50 g den Blutspiegel an Glycin wahrscheinlich nicht unerheblich erhöht und infolgedessen ein gewisser Leck von Glycin durch die Nieren eintritt. Der Unterschied zwischen dem säulenchromatographisch gewonnenen Glycinverlust (650 mg Stickstoff = 40% des Gesamtanteils des

Tabelle 4. *α-Amino-N-Urinausscheidung in mg/Tag*

Versuchsserie	Bestimmt nach POPE und SETVENS	Errechnet aus den säulenchromatographisch gewonnenen Aminosäurewerten			
		Glycin	D-AS	L-AS (nur infundierte)	Insgesamt
Ia. Aminofusin 600® + Glucose	1610	650 (= 40%)	810 + ca. 80 Try (= 55%)	90 (= 5%)	ca. 1630 (= 100%)
II. Aminofusin 600® + Glucose + Dianabol	2130	830 (= 42%)	1060 (= 53%)	110 (= 5%)	2000 (= 100%)

α-Aminostickstoffs) in der Versuchsreihe ohne Dianabol und dem (830 mg Stickstoff = 42% der Gesamt-α-Amino-N) in den Versuchen mit Anabolika, ist bei der großen Streubreite noch nicht als signifikant anzusehen (s. Tab. 5).

Ein weiterer Teil des α-Amino-N-Verlustes im Harn ist auf die D-Aminosäuren zurückzuführen, die, wie wir in früheren Versuchen mitgeteilt haben, immerhin zu etwa 50% metabolisiert werden. In Abb. 2 sind die in 17 Analysen an 9 Patienten festgestellten Verluste der verschiedenen D-Aminosäuren den zugeführten Aminosäuren graphisch gegenüber gestellt, während in Tab. 4 die Gesamtverluste der in den beiden Versuchsserien zugeführten D-Aminosäuren aufgeführt sind. Der Gesamtverlust an Aminosäuren der Anabolika-Versuchsreihe war mit 2130 mg gegen 1610 mg ohne Dianabol erhöht, einmal auf Grund einer geringen Steigerung der D-Aminosäurezufuhr und zweitens durch eine absolut und relativ vermehrte Ausscheidung von Glycin, sowie Serin und Glutamin/Asparagin. Dieses möchten wir darauf zurückführen, daß gegenüber den Versuchen ohne Dianabol

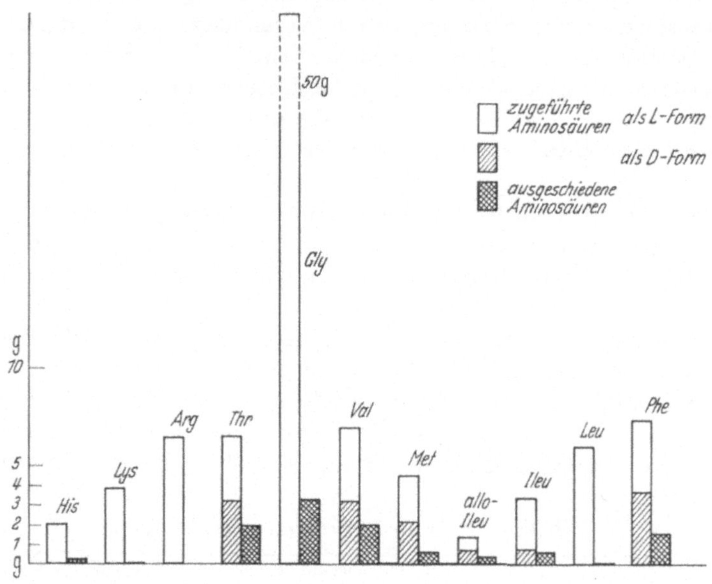

Abb. 2. Aminosäurezufuhr und mittlere Aminosäureausscheidung (17 Analysen bei 9 Patienten) unter intravenöser Infusion von 2 Liter Aminofusin 600®/Tag

ein Anstieg des Aminosäureblutspiegels erfolgt und dadurch die Aminosäuren, für die eine niedrige tubuläre Reabsorption erfolgt, vermehrt verlustig gehen. Ein Anstieg des Aminosäurespiegels im Blut konnte leider aus methodischen Gründen bisher nicht einwandfrei aufgezeigt werden, da bei allen bisher verwandten Methoden der Bestimmung der einzelnen Aminosäuren infolge hoher Verluste durch Adsorption ans Serumeiweiß nur relative Werte zu gewinnen sind (Oepen u. Oepen, eigene noch nicht veröffentliche Versuche von Jürgens u. Müller). Auf der anderen Seite ist bekannt, daß die Inkorporation der Aminosäuren in die Zelle von der Höhe des Aminosäure-Spiegels im Blute abhängig ist und, wie zahlreiche Untersucher gezeigt haben — u. a. Versuche von Kochakian und von Haak, Kassenaar und Querido —, erfolgt durch Anabolika mit angehobenem Konzentrationsgradienten der einzelnen Aminosäuren im Serum ein besserer Einstrom in das Milieu der Zelle und damit eine bessere Ausnutzung, d. h. ein vermehrter Ansatz von Aminosäuren bzw. eine

Retention in den Zellen (CHRISTENSEN). Es kann angenommen werden, daß der Haupteinstrom an Aminosäuren in die verschiedenen intrazellulären compartments erfolgt und die anabole Phase des Gesamtstickstoffhaushaltes zu einem beträchtlichen Anteil in der Muskelzelle vor sich geht, weil die Muskelmasse mit fast 90% der gesamten Proteinbestände weitaus diejenigen Organe übertrifft, die bei der experimentellen Prüfung der Anabolika die am stärksten in die Augen fallenden Wachstumseffekte zeigen, nämlich die akzessorischen männlichen Geschlechtsorgane der Versuchstiere.

Im Rahmen unserer Versuche haben wir stets dem Verhalten der von uns methodisch erfaßbaren *einzelnen* Aminosäuren unsere Aufmerksamkeit geschenkt. Es zeigte sich bezüglich der Ausscheidung freier Aminosäuren nach den Infusionen ein erstaunlich geringer Unterschied zwischen den

Tabelle 5. *Ausscheidung freier Aminosäuren (AS) unter i.v. Infusion von Aminofusin* 600®

Aminosäure	Ia. 2 l Aminofusin 600®/Tag			II. 2 l Aminofusin 600®/Tag + 15 mg Dianabol®		
	17 Analysen bei 9 Patienten			18 Analysen bei 9 Patienten		
	Mittelwert g/Tag	Gesamtverlust (% der Zufuhr) AS	Gesamtverlust (% der Zufuhr) D-AS	Mittelwert g/Tag	Gesamtverlust (% der Zufuhr) AS	Gesamtverlust (% der Zufuhr) D-AS
Threonin	2,14	33 (20—44)	66	1,70	38 (12—59)	76
Asparaginsäure	0,01			0,02		
Serin				0,41		
Glutamin + Asparagin	0,32			0,12		
Prolin	—			—		
Glutaminsäure	0,07			0,08		
Glycin	3,18	7 (4,6—9,4)		4,53	9,4 (5,9-12,3)	
Alanin	0,07			0,08		
Cystin	0,04			0,05		
Valin	1,97	29 (23—45)	62	1,83	32 (24—42)	64
Methionin	0,62	15 (9—24)	30	0,79	12 (8,7—15)	31
allo-Isoleucin	0,49	36 (23—63)	73	1,55	36 (26—50)	72
Isoleucin	0,71	21 (15—28)	100	1,36	24 (16—29)	66
Leucin	< 0,01	< 0,1 (0—3)		0,04	0,1 (0—0,3)	
Tyrosin	0,02			0,02		
Phenylalanin	1,60	22 (14—31)	44	1,85	23 (16—29)	46
Lysin	0,07	2 (1—7)		0,09	2 (< 1—3)	
Histidin	0,28	14 (7—26)		0,29	11 (7,4—15)	
Arginin	< 0,001	0 (0)		0,02	0,3 (0—1,7)	

Versuchen ohne Anabolika und denen mit Anabolika, d. h. der Anteil der Retention dürfte für die einzelnen Aminosäuren nicht irgendwie durch eine Organ-Prädilektion in der Zurückhaltung einzelner Aminosäuren geklärt werden. Die wenigen Aminosäuren, die stärker ausgeschieden wurden (wie aus Tab. 5 ersichtlich ist), sind das *Glycin*, — von 3,48 g pro Tag auf 4,53 g —, sowie Serin und Glutamin-Asparagin, während alle anderen Aminosäuren absolut im gleichen Verhältnis zu Verlust gehen, wobei der dabei zu errechnende Anteil an nicht utilisierten D-Aminosäuren völlig dem entspricht, den wir bei den Versuchen ohne Dianabol ermittelt hatten. Es wird also durch Dianabol der Eiweißhaushalt nicht verändert, was die Retention und damit allgemein gesagt die Metabolisierung von D-Aminosäuren betrifft.

Während über die Höhe der täglichen Zufuhr und die Proportionierung der essentiellen Aminosäuren vor allem durch die Roseschen Ernährungsversuche brauchbare Grundlagen erarbeitet worden sind — zu Beginn wurde darauf schon näher eingegangen — liegen über die wünschenswerte Relation der essentiellen Aminosäuren zu dem nicht essentiellen Stickstoff, sowie über die für die parenterale Ernährung optimale nicht essentielle Stickstoffquelle kaum verwertbare Daten vor. Glycin scheint, wenn es als einzige Quelle nicht essentiellen Stickstoffs verabfolgt wird, — wie auch von anderer Seite, vor allem von Swenseid, mitgeteilt wird — keine idealen Bedingungen des Stickstoffhaushaltes schaffen zu können. Ob z. B. eine Kombination von Glycin und Alanin günstigere Verhältnisse des Stickstoffhaushaltes bewirken kann und welche Relation von Glycin und Alanin dabei zu wählen ist, kann nur durch sorgfältige Ernährungsversuche ermittelt werden. Auf diesem Gebiet sind noch zahlreiche Probleme zu lösen. Nach Swenseid, Harris und Tuttle sollte die Relation zwischen essentiellem Aminostickstoff in Gramm und unspezifischen Stickstoffquellen in Gramm zwischen 1,1 und 0,7 gelegen sein.

Wie wir schon festgestellt haben, ist in den hier wiedergegebenen Versuchen die Calorienzufuhr bei etwa 1600 kcal gelegen und erfüllt damit nicht das von anderer Seite (vor allem Edgren, Schuberth u. Wretlind) gegebene optimale Verhältnis der Gesamt-Calorien zum Stickstoff, wonach also auf 1 g Stickstoff annähernd 200 kcal verabfolgt werden sollten. Minimal sollte die Calorienzufuhr, sofern als Calorienquelle ausschließlich Kohlenhydrate und ein Teil der Aminosäuren dienen, in Höhe des Ruhe-Grundumsatzes gehalten werden. Gleichzeitige Fettinfusionen erhöhen, wie inzwischen von Zeller bestätigt wurde, den Energieumsatz und bedingen so einen etwa 10% höheren Energiebedarf.

Bereits in unserer größeren Zusammenfassung über den Stoffwechsel intravenös applizierter Aminosäure-Gemische haben wir dem *Histidin* eine beachtliche Stellung hinsichtlich seiner Empfindlichkeit bei „imbalance“ der Aminosäure-Gemische eingeräumt. Beim Kinde wurde kürzlich von

Snyderman das Histidin als essentiell erkannt. In ungünstig zusammengestellten Aminosäure-Gemischen, die übrigens im Handel inzwischen durch Gemische ersetzt worden sind, die den Roseschen Prinzipien entsprechen, fand sich gegenüber der allgemein festliegenden Aminosäure-Ausscheidung (150—300 mg pro die) ein erhöhter Histidinverlust. Wie aus Abb. 3 ersichtlich ist, wurde bei Abwesenheit von Histidin in synthetischen DL-Aminosäure-Lösungen sogar der normale Verlustanteil vorgefunden (300 mg pro

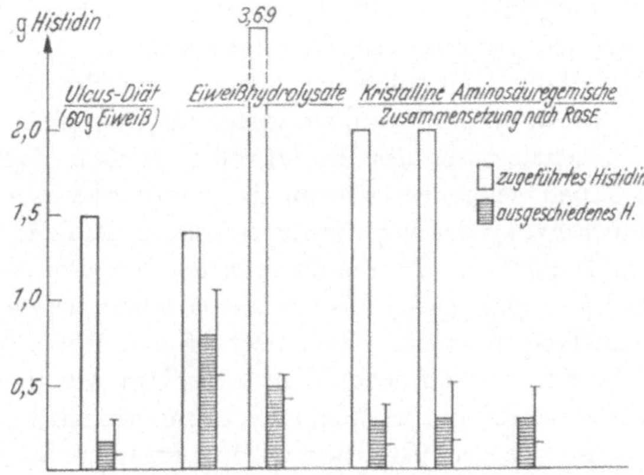

Abb. 3. Urinausscheidung von freiem Histidin unter Standard-Ulcusdiät und intravenöser Infusion verschiedener Aminosäure-Lösungen

die). *Wie* die Synthese des Histidins sich im Organismus vollzieht, ist nach Krebs erst für Mikroorganismen klargestellt, wobei Glutamin und der Pyridinring des Adenin des ATP (Moyed und Magasanik, 1960) die entscheidenden Vorstufen darstellen. Für höhere Organismen stehen diese Synthesen noch aus.

In jüngster Zeit haben Jürgens und Müller auch die Tryptophan-Ausscheidung nach einem semiquantitativen Verfahren dünnschichtchromatographisch nach Stahl erfaßt, worüber sie in der Diskussion berichten werden. Es gehen 35% des Tryptophans, d. h. 70% D-Tryptophans verloren.

Fassen wir unsere Untersuchungen zusammen, so sei ausdrücklich erneut betont, daß sie sich nur auf das Verhalten des Stickstoffhaushaltes nach Infusion von synthetisch zusammengestellten DL-Aminosäure-Lösungen beziehen. Um möglichst klare Einblicke in den Aminosäure-Stoffwechsel zu erhalten, wurde die Metabolisierung von Fett-Infusionen nicht berücksichtigt. Es gelingt, eine gut ausbalancierte Aminosäure-Kohlenhydrat-Infusion und Zugabe von Kohlenhydraten in Form von Glucose per os durch die Mitverabfolgung von Anabolika (15 mg pro die) so zu rationalisieren, daß der Stickstoffhaushalt zum mindesten in diesen Kombinationen ausgeglichen ist. Die Verluste des α-Amino-Stickstoffs werden dabei wahrscheinlich durch ein Anheben des Aminosäure-Gradienten im Blute und damit des extracellulären Milieus zum intracellulären Milieu etwas größer. Insgesamt wird der N-Metabolismus, vor allem auf der Seite der Verbrennungsquote der in ziemlich großen Mengen zugeführten N-Quellen, vermindert, so daß zum mindesten bei der Durchführung von Infusionen über kürzere Zeit hin sich der gleichzeitige Einsatz von Anabolica bewährt.

Abschließend erscheint es uns doch notwendig, den am Krankenbett zu akutem Handeln veranlaßten Arzt, der sich der großen Vorteile der parenteralen Ernährung bedienen will, darauf hinzuweisen, daß er nicht einer in den Endresultaten primitivierten Verallgemeinerung der bisher erarbeiteten Befunde verfällt. Man sollte sich bewußt sein, daß ein Mosaik von "Interactions" (MUNRO), d. h. wohl am besten ins Deutsche übertragen ein Mosaik von Zwischenphasen des Eiweißstoffwechsels im Organismus abläuft. Diese betreffen weitgehend sowohl die quantitative als auch die qualitative Zusammensetzung der zugeführten Substrate, also der Aminosäuren untereinander, als auch der anderen zugeführten Energieträger, sowie die Ausgangslage des Empfängerorganismus. Dabei spielt der spezielle Krankheitsverlauf naheliegenderweise eine entscheidende Rolle. Und was die Aminosäuren betrifft, so sind neben dem unbedingt wichtigen Anteil der essentiellen Aminosäuren die assistierenden Aminosäuren von erheblicher Bedeutung, ebenso wie deren Relation zu dem im Ofen der Verbrennung stets als zusätzlicher Energieträger metabolisierbaren, nicht essentiellen Stickstoffanteil.

Zusammenfassung

Infusionen verschiedener Aminosäurelösungen haben vor allem im Therapieplan der chirurgischen Klinik (Reduzierung postoperativer N-Verluste) einen festen Platz. Besonders günstig werden die N-Bilanzen dabei unter Infusion von Aminosäurelösungen gestaltet, die 1. alle essentiellen Aminosäuren in etwa gleichem Verhältnis zum entsprechenden Minimalbedarf nach ROSE, 2. ausreichende Mengen an Arginin und Histidin enthalten und in denen 3. neben Glycin noch andere Quellen des nicht essentiellen Stickstoffs, z. B. D-Aminosäuren enthalten sind. Die gleichzeitig notwendige Calorienzufuhr sollte, sofern ausschließlich Kohlenhydrate und Zuckeralkohole als Energiequelle dienen, minimal in Höhe des Ruhegrundumsatzes gehalten werden. Gleichzeitige Calorienzufuhr in Form von Fettemulsionen erhöht den minimalen Calorienbedarf um etwa 10—20%. Bei kurzfristigen Perioden parenteraler Ernährung kann durch gleichzeitige Anabolikum-Medikation, wie wir experimentell nachweisen konnten, eine signifikante Verbesserung der N-Bilanz (in unserer Versuchsserie von $-2{,}1$ auf $+0{,}4$ g N/die) erreicht werden. Die Verminderung der Gesamt-N-Ausscheidung beruht dabei auf einer absolut und relativ verminderten Harnstoff-N-Ausscheidung bei gleichzeitig geringer Zunahme der α-Amino-N-Ausscheidung.

Zur Problematik des posttraumatischen Katabolismus

Von **M. Allgöwer, P. Burckhardt und U. F. Gruber***

Aus der chirurgischen Abteilung des Kantonsspitals Chur (Chefarzt: Prof. Dr. M. Allgöwer) und aus dem Schweizerischen Forschungsinstitut, Laboratorium für experimentelle Chirurgie, Davos-Platz (Leiter: Prof. Dr. med. H. Fleisch)

Es besteht heute kein Zweifel mehr darüber, daß der gesunde oder nur leicht erkrankte Organismus sowohl experimentell wie auch klinisch mittels Kohlenhydratlösungen, Aminosäurepräparaten und Fettemulsionen über mehrere Wochen vollständig parenteral ernährt werden kann.

Unsere Kenntnisse auf dem Gebiete des Energiehaushaltes im Zusammenhang mit Trauma, Narkose und Operation sind jedoch sehr beschränkt geblieben, weil mehrere Fragen von grundlegender physiologischer und biochemischer Bedeutung, u. a. aus methodischen Gründen, noch unbeantwortet sind, so z. B. die Probleme über Ursache, Bedeutung und Ausmaß des erhöhten posttraumatischen Calorienverbrauches. Daraus erklärt sich auch eine gewisse therapeutische Unsicherheit auf diesem Gebiet.

Jedes größere Trauma, jede Operation gehen mit Gewichtsverlust einher. Dieser ist die Folge der Immobilisierung und reduzierten Nahrungszufuhr sowie eines um etwa 200—400 Calorien pro Tag erhöhten Grundumsatzes [6]. Es ist jedoch zu betonen, daß exakte quantitative Angaben auf diesem Gebiet sehr spärlich sind. Abbott u. Mitarb. [1] konnten zeigen, daß ein beträchtlicher Anteil des postoperativen Stickstoff- und Gewichtsverlustes nach einfachen, unkomplizierten Eingriffen sowie bei präoperativ unterernährten Krebspatienten durch frühzeitige erhöhte Calorien- und Proteinzufuhr vermieden werden kann. Solche Patienten stellen aber ernährungstechnisch kein Problem dar, da sie in wenigen Tagen wieder selber essen können. Es bestehen anderseits mehrere Anhaltspunkte dafür, daß bei schwerkranken, besonders bei septischen, febrilen Patienten nach schwerem Trauma ein gesteigerter Proteinabbau besteht [6], dessen günstige Beeinflussung im besonderen Interesse des Chirurgen liegt, da solche Patienten oft über längere Zeit parenteral ernährt werden müssen. Beweise dafür, daß diese Reaktion des Organismus durch frühzeitige Verabreichung

---

* Jetzige Adresse: Chirurg. Universitätsklinik I, Sahlgrenska Sjukhuset, Göteborg SV.

von Aminosäuren und Fett oder durch eine Therapie mit anabolen Hormonen [8] wesentlich vermindert werden kann, fehlen aber unseres Wissens.

Offenbar greift der Organismus aus bisher nicht geklärten Gründen unmittelbar nach einer Aggression zuerst auf die relativ energiearmen Quellen des Proteins, da die geringen Glykogenreserven (total etwa 1500cal) unmittelbar postoperativ bei reduzierter Calorienzufuhr schnell aufgezehrt sind. Eine Mischung von 80% Nichtfettgewebe und 20% Fettgewebe liefert dabei etwa 3000 cal/kg. In zunehmendem Maß wird später Fett verbrannt, und zwar eine Mischung aus Fett- und Nichtfettgewebe, die etwa 4000–5000 cal/kg liefert. Eiweißabbau bedeutet Verlust von Gewebe, das zu 75% aus Wasser besteht. Postoperativ kommt als Proteinquelle zu etwa 50% Muskulatur in Frage: 1 g solchen Nichtfettgewebes liefert deshalb nicht etwa 4 cal/g, sondern nur etwa 1 cal/g. Dadurch erklärt sich die rasche Abmagerung und der stark erhöhte Harnstoffverlust im Urin [4]. Möglicherweise besteht ein Zusammenhang zwischen der massiven Stickstoffausscheidung und den postoperativ in vermehrtem Maße ausgeschütteten 17-OH-Corticoiden, die im Muskelgewebe eine spezifische negative Stickstoffbilanz hervorzurufen vermögen [2].

Der Erfolg frühzeitiger intravenöser Ernährung nach schwerem Stress ist noch stark umstritten. Wir haben es deshalb unternommen, im Tierexperiment die Frage zu prüfen, ob die ausschließliche intravenöse Verabreichung eines hochcalorischen Aminosäuren-Kohlehydratgemisches unmittelbar nach einer drittgradigen Verbrennung den Verlauf der Gewichtskurve und der Stickstoffbilanz im Vergleich zu Kontrolltieren wesentlich zu beeinflussen vermag.

Material und Methode

1. Tiergruppen

Weibliche Kaninchen, die anfänglich 2305–3430 g wogen, wurden morgens und abends gewogen, wobei das arithmetische Mittel beider Gewichte das Tagesgewicht ergab. Das Tagesgewicht des 6. Tages diente als Ausgangsgewicht. Diejenigen Tiere, die in dieser „Vorperiode" eine aufsteigende und nur geringen Schwankungen unterworfene Gewichtskurve aufwiesen, wurden in 5 Gruppen eingeteilt:

Gruppe A+ = verbrannte Tiere mit Infusion von Aminosäuren (Aminofusin 1000)

Gruppe El+ = verbrannte Tiere mit Infusion einer Kontrollösung

Gruppe A– = unverbrannte Tiere mit Infusion von Aminosäuren (Aminofusin 1000)

Gruppe El– = unverbrannte Tiere mit Infusion einer Kontrollösung

Gruppe F+ = verbrannte Tiere mit normalem Futter.

2. Die Verbrennung

Am 7. Tag wurden sämtliche Tiere an Rücken und Flanken rasiert und nach Futterentzug mit etwa 0,8 ml pro kg Körpergewicht Nembutal i. v. narkotisiert. Die Tiere der Gruppen A+, El+, und F+ erhielten anschließend eine drittgradige Verbrennung von 7% der Körperoberfläche. Die Verbrennung erfolgte mit Hilfe eines bei 250° C ± 10° C stabilisierbaren, elektrisch geheizten Kupferstempels während 15 sec.

3. Infusionsperiode

Während der 8 folgenden Tage (8.—15. Tag) erhielten die Tiere der Gruppen A+, El+ und A— und El— eine parenterale Ernährung, während die Gruppe F+ freien Zugang zu Normalfutter und Wasser erhielt. Den Gruppen A+ und A— wurden täglich 80 ml Aminofusin 1000 pro kg des Ausgangsgewichtes in die Ohrvene infundiert, den Gruppen El+ und El— die gleiche Menge einer Elektrolyt-Mannit-Lösung, welche dieselbe Elektrolytzusammensetzung enthielt wie das Aminofusin 1000.

Die Infusionsgeschwindigkeit betrug etwa 0,5 ml/min, was beim Aminofusin 1000 einer Stickstoffeinfuhr von 4,12 mg N/min entspricht. Die tägliche Zufuhr an Stickstoff betrug 659,2 mg/kg, an α-Amino-Stickstoff 564,0 mg/kg und an Calorien 80 cal/kg.

Für die Infusionen waren die Tiere täglich 7—10 Std in einem Infusionskasten eingesperrt, die restliche Zeit verbrachten sie im Käfig, wobei sie Wasser ad libitum erhielten. Die jeweilige Wägung vor der Infusion ergab das Tagesgewicht.

4. Nachperiode

In den folgenden 4 Tagen (16.—19. Tag) erhielten die Tiere wiederum Futter und Wasser ad libitum. Die jeweilige Wägung vor der Verabreichung des Futters ergab das Tagesgewicht.

5. 24 Std-Urin

Während der Infusionsperiode und dreier folgender Tage wurde der 24 Std-Urin unter Beigabe von Thymol gesammelt, gemessen und bis zur chemischen Bestimmung eingefroren. Die Bestimmung des Gesamtstickstoffs erfolgte mit der Kjeldahl-Methode und die des α-Amino-Stickstoffs mit einer modifizierten Methode nach Pope und Stevens [7]. Die α-Amino-Stickstoff-Bilanz sowie die Gesamtstickstoffbilanz beruhen auf diesen Werten, indem der N-Verlust im Stuhl keine Berücksichtigung fand*.

Resultate

Die individuellen Werte der Versuchstiere und die genauen statistischen Berechnungen werden andernorts in extenso publiziert [3].

* Wir sind Herrn Dr. K. Figge vom Physiolog.-chemischen Institut (Professor Lange) der Johann-Gutenberg-Universität in Mainz für die Durchführung dieser Bestimmungen zu großem Dank verpflichtet.

1. α-Amino-Stickstoffbilanz

Die α-Amino-Stickstoff-Ausscheidung der Aminofusintiere liegt während der Infusionsperiode wesentlich höher als diejenige der Kontrollen. Die α-Amino-Stickstoffbilanz der Aminofusintiere ist indessen stark positiv. Die Retention der verbrannten Tiere beträgt 73%, diejenige der nicht verbrannten Tiere 69%.

Tabelle 1. *α-amino-Stickstoff-Bilanzen*

		Infusionsperiode			Nachperiode	
		α-Amino-N-Ausscheidung	α-Amino-N-Bilanz	α-Amino-N-Retention	α-Amino-N-Ausscheidung	
	N	mg/kg/Tag	mg/kg/Tag		mg/kg/Tag	
A^+	9	150	+411	73%	5	27
El^+	7	19	— 19		6	34
A^-	5	175	+390	69%	5	53
El^-	5	25	— 25		5	43
F^+	7	45	—		7	56
Normal	56	77				

A^+ Aminofusintiere, verbrannt; El^+ Kontrollen (Elektrolyt-Mannit-Lösung), verbrannt; A^- Aminofusintiere, nicht verbrannt; El^- Kontrollen (Elektrolyt-Mannit-Lösung, nicht verbrannt; F^+ Verbrannte Tiere mit Zugang zum normalen Futter

2. Gesamtstickstoffbilanz

Die Gesamtstickstoffausscheidung der Aminofusintiere ist doppelt so groß und die Verbrennung an sich bedingt eine nachweisbare, aber nicht sehr bedeutende Vermehrung der Gesamtstickstoffausscheidung. Die Bilanzen der Aminosäuretiere zeigen signifikant geringere Negativität als die Kontrollen. Die verbrannten Tiere mit Aminofusinzufuhr haben pro kg und Tag eine um 0,184 und pro Infusionsperiode eine um 1,5 g verbesserte Gesamtstickstoff-Bilanz gegenüber den Kontrollen. Bei einem mittleren Gewicht von etwa 2 kg entspricht dies einer geringeren Negativität der Stickstoffbilanz von etwa 3 g pro Tier.

Tabelle 2. *Gesamtstickstoff-Bilanz* (Legende siehe Tab. 1)

		Infusionsperiode		Nachperiode	
		N-Ausscheidung	N-Bilanz	N-Ausscheidung	
	N	mg/kg/Tag	mg/kg/Tag	mg/kg/Tag	
A^+	9	1012	—377	5	650
El^+	7	561	—561	6	541
A^-	5	953	—293	5	593
El^-	5	461	—461	5	490
F^+	7	878	—	7	781
Normal	56	646			

(Legende siehe Tab. 1)

3. Gewichtsverlauf (Tab. 3)

Der Gewichtsverlauf der verbrannten Tiere ist von demjenigen der unverbrannten deutlich verschieden. Der Gewichtsverlust in % KG beträgt für die verbrannten Tiere mit Aminofusin 3,34%, mit Elektrolytlösung 3,2%, während die Tiere ohne Verbrennungen bei Aminofusinzufuhr 2,4% und mit bloßer Elektrolytzufuhr 2,36% an Gewicht abnehmen. Tiere mit identischer Verbrennung, aber normalem Zugang zum Futter zeigen während der gleichen Zeitperiode fast keine Gewichtsabnahme. Werden die verbrannten Tiere in die gleichen Käfige verbracht wie die Infusionstiere, so tritt eine geringgradige Abmagerung auf.

Tabelle 3. *Gewichtsverlauf in % des Ausgangsgewichtes*

		Infusionsperiode		Nachperiode		Total
	N	in 8 Tagen	pro Tag	in 4 Tagen	pro Tag	in 12 Tagen
A^+	5	−19,8		+ 5,2	+1,3	−14,6
	2	7 Tage −32,4 †	−3,34			
	2	6 Tage −25,4 †				
El^+	6	−23,7		+10,7	+2,7	−13,0
	1	4 Tage −18,6 †	−3,20			
A^-	5	−19,6	−2,40	+11,1	+2,8	− 8,5
El^-	5	−18,8	−2,36	+15,6	+3,9	− 3,2
F^+	7	− 0,4	−0,05	−2,9	−0,7	− 3,3

(Legende siehe Tab. 1, gestorbene Tiere †)

Diskussion

Die vorliegenden Resultate bieten recht große Interpretationsschwierigkeiten. Das Bild der α-Amino-Stickstoffbilanzen scheint eine sehr günstige Verwertung der zugeführten Aminosäuren anzuzeigen. Unsere Ergebnisse der Retention mit 73 bzw. 69% sind an der unteren Grenze der publizierten Daten (92%) [5]. Leider ergeben die Gesamtstickstoff-Bilanzen ein wesentlich weniger günstiges Bild, indem ein Großteil der zugeführten Stickstoffmenge wieder ausgeschieden wird. Immerhin ist die Negativität der Gesamtstickstoffbilanz bei den Aminofusintieren deutlich verschieden von derjenigen der Kontrolltiere, die lediglich Elektrolytlösungen zugeführt erhielten. Nach der Gesamtstickstoffbilanz müßte angenommen werden, daß pro Kilogramm und Tag 0,184 g Stickstoff mehr retiniert werden bei den Aminosäuretieren als bei den Elektrolyttieren. Dies ergibt für die gesamte Infusionsperiode etwa 1,5 g Stickstoff oder pro Tier etwa 3 g Stickstoff. Wären diese 3 g Stickstoff tatsächlich in Form von Gewebe, insbesondere Muskelgewebe, erhalten, so müßte dies zu einem signifikanten Gewichtsunterschied zwischen den Tieren mit und ohne Aminosäuregaben führen. Die Aminosäuretiere müßten etwa $3 \times 6 = 18$ g mehr Protein aufweisen, was einem Muskelgewicht von etwa 100 g entsprechen sollte, somit einer Gewichtsdifferenz, die leicht nachweisbar sein müßte. In den vorliegenden Versuchen sind aber die Tiere mit und ohne Stickstoffzufuhr in gleicher Weise abgemagert, und es ist nicht klar, wohin der gegenüber den Kontrollen vermehrt retinierte Stickstoff hingekommen ist. Der Wasserhaushalt der Kontrolltiere ist nicht signifikant verschieden von dem der Aminofusintiere, die Serumeiweißkonzentrationen sind identisch. Eine Wasserrentention bei den Elektrolyt-Tieren ist nicht nachweisbar [3]. Wir sind vorerst nicht in der Lage, die Divergenz zwischen den drei metabolischen Aspekten, nämlich dem günstigen Aspekt der α-Amino-Stickstoffbilanz, dem etwas weniger günstigen, aber immer noch deutlichen Effekt in bezug auf Gesamtstickstoffbilanz und dem fehlenden Effekt in bezug auf Körpergewicht zu erklären.

Diese Untersuchungen zeigen, daß eine Verbesserung der Stickstoffbilanz nicht ohne weiteres dem Aufbau oder der Erhaltung von Gewebe gleichgesetzt werden kann.

Zusammenfassung

Die α-Amino-Stickstoffbilanz, die Gesamtstickstoffbilanz und der Gewichtsverlauf wurden bei normalen und verbrannten Kaninchen untersucht und festgestellt, daß Zufuhr von Aminosäuren in der Form von Aminofusin 1000 eine gute α-Amino-Stickstoffverwertung anzeigte, daß die Gesamtstickstoffbilanz aber wesentlich weniger günstig aussah. Immerhin war die Gesamtstickstoffbilanz der Aminosäuretiere weniger negativ als diejenige der Kontrollen, und zwar sowohl bei Normaltieren als auch bei verbrannten Tieren. Auf der Basis des verminderten Stickstoffverlustes hätte man bei den Aminosäuretieren eine um 100 g geringere Abmagerung erwarten müssen, doch war überraschenderweise die Abmagerung der Tiere mit und ohne Aminosäurezufuhr identisch. Eine Erklärung für diese Diskrepanz der Befunde konnte nicht gefunden werden.

Literatur

[1] Abbott, W. E., H. Kreiger and S. Levy: Postoperative metabolic changes in relation to nutritional regimen. Lancet 1958, 704.

[2] Bondy, P. K., D. J. Ingle and R. C. Meeks: Influence of adrenocortical hormones upon the level of plasma amino-acids in the eviscerated rat. Endocrinology 55, 354 (1954).

[3] Burckhardt, P.: Die Verminderung des frühen posttraumatischen Stickstoffverlustes durch Infusion von Aminosäuren. Diss. Basel. In Vorbereitung.

[4] Cuthbertson, D. P., and I. S. Robertson: Metabolic response to injury. J. Physiol. (Lond.) 89, 53 (1937).

[5] Heller, L.: Anwendung i. v. gegebener Aminosäurengemische in der Gynäkologie und Geburtshilfe. Wiss. Veröff. Dtsch. Ges. f. Ernährung, Bd. 11. Darmstadt: Steinkopff 1963.

[6] Kinney, I.: Influence of intermediary metabolism on nitrogen balance and weight loss. Metabolism **8**, 809 (1959).

[7] Pope, C. G., and M. F. Stevens: The determination of amino-nitrogen using a copper-method. Biochem. J. 33, 1070 (1939).

[8] Smith, L. L., R. W. Steenburg, U. F. Gruber, A. J. Kaalstadt and F. D. Moore: The effect of Testosterone on Corticosteroids in Surgical Trauma: Studies in Man. J. clin. Endocrin. 20, 919 (1960).

Die Rolle der Kohlenhydrate in der parenteralen Ernährung

Von **K. H. Bässler**

Aus dem Physiologisch-chemischen Institut der Johannes-Gutenberg-Universität Mainz (Direktor: Prof. Dr. K. Lang)

Die parenterale Ernährung dient dem gleichen Zweck wie die normale Ernährung: Sie soll dem Organismus Material liefern zur Gewinnung von Energie und zur Synthese von Körpersubstanz.

Was für eine Rolle spielen dabei die Kohlenhydrate?* Wir wissen aus der Ernährungsphysiologie, daß die einzelnen Nährstoffe unterschiedliche Bedeutung haben hinsichtlich dieser zwei Hauptaufgaben der Ernährung, nämlich der Energiegewinnung und der Baustofflieferung. Bei den Aminosäuren steht die stoffliche Funktion – als Bausteine der Proteine – ganz im Vordergrund, und ihre Verwendung zur Energielieferung bedeutet eine Verschwendung. Die Kohlenhydrate dagegen dienen in erster Linie der Energiegewinnung. Ohne gleichzeitige Zufuhr von Kohlenhydraten können Aminosäuren nicht voll zur Eiweißsynthese ausgenützt werden, weil ein Teil von ihnen zur Energieproduktion verbrannt werden muß. Es kann also keine ausgeglichene oder gar positive N-Bilanz erreicht werden. Neben der Energiegewinnung spielen aber noch andere Funktionen der Kohlenhydrate, zwar nicht dem quantitativen Ausmaß, aber wohl der vitalen Bedeutung nach, eine entscheidende Rolle. Der Satz von der Isodynamie der Nährstoffe ist ja eine Regel mit vielen Ausnahmen und Einschränkungen. Wollte man z. B. die Kohlenhydrate als Calorienträger ganz durch Fett ersetzen, so käme es zu Stoffwechselstörungen im Sinn einer Ketoacidose. Demnach sind also die Kohlenhydrate auch für die regelrechte Verwertung der Fette unentbehrlich, aber nicht in einem energetischen Sinn, wie bei den Aminosäuren, sondern in einem stofflichen Sinn. Es wäre meines Erachtens sehr nützlich, einmal systematisch zu untersuchen, welches die günstigste Relation Fett : Kohlenhydrat bei der parenteralen Ernährung ist, bei der die geringste Ketonkörperbildung resultiert (wobei natürlich auch

* Unter Kohlenhydraten werden im folgenden nur Monosaccharide verstanden, da nur solche bei parenteraler Infusion verwertet werden. Es sollen aber auch die Zuckeralkohole wie Sorbit und Xylit eingeschlossen werden, weil sie sich im Stoffwechsel wie die entsprechenden reduzierenden Zucker Fructose bzw. D-Xylulose verhalten.

die Art des Kohlenhydrats eine Rolle spielt). Die Ketoacidose belastet ja nicht nur den Säure-Basen-Haushalt und das Befinden, sie stellt auch ein energetisches Problem dar, an das meistens nicht gedacht wird. Alle Berechnungen für Calorieneinnahmen beruhen auf einem Brennwert der Fette von 9,3 kcal/g. Diese Zahl stimmt jedoch nur, wenn Fett vollständig oxydiert wird. Wird es dagegen zu Ketonkörpern abgebaut, so erhält man nur knapp 30% der Energie, muß also mit einem Brennwert von etwa 2,8 kcal/g rechnen. (Die Zahlen sind am Beispiel von Palmito-oleostearin errechnet.) Solche Unterschiede spielen gerade bei der parenteralen Ernährung eine Rolle, wo die ausreichende Calorienzufuhr ein so großes Problem darstellt.

Kohlenhydrate haben also neben der Energieproduktion auch stoffliche Funktionen. Das stark vereinfachte Schema in Abb. 1 zeigt die Verhältnisse für Glucose:

Die Glucoseoxydation zu CO_2 und H_2O dient der Gewinnung von Energie. Aus den verschiedenen Zwischenprodukten des Glucoseabbaus,

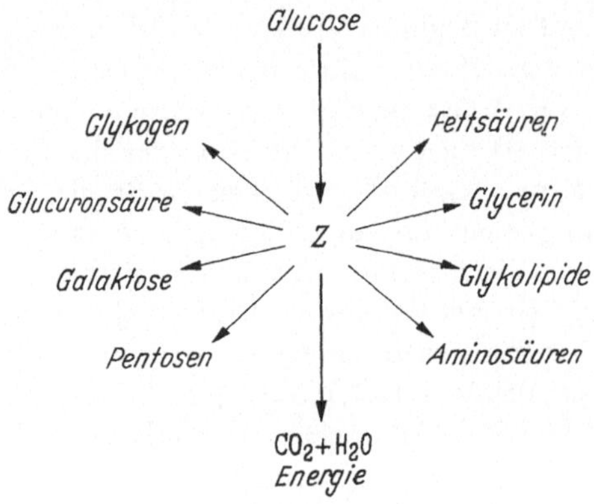

Abb. 1. Umsatzmöglichkeiten der Glucose

die hier als *Z* zusammengefaßt sind, kann aber auch eine Reihe physiologisch wichtiger Substanzen gebildet werden, von denen in diesem Schema eine Auswahl gezeigt ist.

Wie verhält es sich für andere Kohlenhydrate? Wir kommen damit zum Problem der Wahl des Kohlenhydrats in der parenteralen Ernährung. Welches Kohlenhydrat soll man in einem gegebenen Fall infundieren und worin unterscheiden sich die einzelnen zur Verfügung stehenden Zucker? Prinzipiell passen alle für die parenterale Ernährung in Frage kommenden Kohlenhydrate in das in Abb. 1 gezeigte Schema an Stelle der Glucose (weil das Schema sehr vereinfacht ist). Alle liefern bei der Oxydation Energie und können über Zwischenprodukte zur Bildung verschiedener physiologisch wichtiger Substanzen führen.

Unterschiede zwischen den einzelnen Zuckern liegen in der Umsatzgeschwindigkeit, im Grad der Ausnutzbarkeit, in der Verträglichkeit, in der Organ-Lokalisation oder Organ-Spezifität ihres Umsatzes, in der Abhängigkeit ihres Stoffwechsels von endokrinen Faktoren oder Organdefekten und schließlich in einigen speziellen Stoffwechselwegen, die für einzelne Zucker typisch sind und zu besonderen Produkten führen. Zuletzt spielen dann noch technische Faktoren, wie Haltbarkeit und Sterilisierbarkeit, eine Rolle. Alle diese Punkte muß man im Auge haben, wenn man in einem konkreten Fall die richtige Wahl treffen will. Wir wollen deshalb in großen Zügen die Verhältnisse für die einzelnen Zucker betrachten.

Schon von vornherein aber muß vor einem festen Rezept gewarnt werden, daß etwa dieser oder jener Zucker der beste sei. Das ist wie bei Arzneipräparaten. Auch da gibt der Erfahrene nicht ein Standardräparat in allen Fällen, sondern wählt aus Kenntnis der Wirkungen und Zusammenhänge in jeder individuellen Situation das am besten geeignete Mittel.

Da ist zunächst die viel diskutierte Frage Glucose oder Fructose. Was Umsatzgeschwindigkeit und Ausnutzung von Glucose und Fructose betrifft – um damit zu beginnen –, ist es schwer, konkrete Angaben zu machen. Der Umfang der Literatur trägt hier eher zur Verwirrung als zur Klärung bei. Beispielsweise beträgt nach älteren Untersuchungen [1] die Glucosetoleranz 0,8–0,9 g pro kg und Stunde, die Fructosetoleranz dagegen nur 0,15 g pro kg und Std. Das heißt die Zucker können mit diesen Geschwindigkeiten auf lange Zeit infundiert werden, ohne daß es zur Ausscheidung im Harn kommt. Erhöht man aber die Infusionsgeschwindigkeit ein wenig, so werden sie im Harn ausgeschieden. Aus neueren Untersuchungen ist dagegen bekannt, daß man mit Fructose viel flachere Toleranzkurven erhält als mit Glucose; d. h. bei Glucosebelastung steigt der Glucosespiegel im Blut viel rascher und höher an als der Fructosespiegel bei Belastung mit der gleichen Menge Fructose. Außerdem führen Fructoseinfusionen mit einer Geschwindigkeit von 0,5 bis 2,0 g/kg und Stunde – also weit über der obengenannten Toleranzgrenze – nur zu Verlusten bis zu 10% der Dosis im Harn [2, 3, 4, 5]. Wie lassen sich die Widersprüche auflösen? Beide Versuchsanordnungen sind zur Berechnung der Umsatzgeschwindigkeit ungeeignet. Einmal muß man bei solchen Versuchen die Nierenschwelle berücksichtigen (Glucose 160–180 mg-%; Fructose 10 bis 20 mg-%). Fructose wird also schon bei geringen Blutspiegeln ausgeschieden. Infundiert man aber beide Zucker weit über der Toleranzrate (z. B. mit 4,5 g/kg und Stunde), so wird die Differenz der Nierenschwelle unbedeutend und man beobachtet keinen Unterschied in der Größe der Ausscheidung der beiden Zucker [6]. Zum zweiten zeigt Fructose die Besonderheit, daß sie nach rascher Verteilung im Organismus in der Muskulatur [7] und in der Haut [8] gespeichert wird, vermutlich intracellulär als nichtmetabolisierte Fructose. Das trägt zu niedrigen Blutspiegeln trotz rascher

Infusion bei. Nach der Infusion strömt Fructose aus den Speichern wieder ins Blut ein – kenntlich an einer negativen arterio-venösen Differenz [9, 10] – und wird in der Leber umgesetzt.

Die wahre Umsatzgeschwindigkeit im Gesamtorganismus läßt sich also durch einfache Infusionsversuche und Prüfung der Harnausscheidung nicht ohne weiteres ermitteln. Dazu sind Untersuchungen mit radioaktiv markierten Zuckern unerläßlich. Aus derartigen Untersuchungen geht hervor, daß Fructose ebenso schnell oder sogar rascher als Glucose umgesetzt wird [11]. Für die Praxis der parenteralen Ernährung sind aber absolute Zahlen für diese Umsatzraten ohne Bedeutung. Man kann nämlich, von Xylit abgesehen, der etwas langsamer umgesetzt wird [12], keines der für parenterale Ernährung in Frage kommenden Kohlenhydrate so schnell infundieren, daß man die maximale Umsatzkapazität auch nur annähernd erreicht, es sei denn, es läge eine spezifische Verwertungsstörung vor, wie es bei Glucose möglich ist.

Viel wichtiger sind Unterschiede in der Organspezifität des Umsatzes und in der Abhängigkeit von endokrinen Faktoren.

Glucose wird in allen Geweben umgesetzt; Fructose dagegen vorwiegend in der Leber – dort rascher als Glucose [13] – und daneben auch in Niere, Fettgewebe und Darmschleimhaut. In der Muskulatur wird die Verwertung der Fructose durch die stets anwesende Glucose gehemmt. Die toxisch geschädigte Leber kann Fructose noch normal verwerten, wenn die Glucoseverwertung schon gestört ist (Zusammenfassung bei [14]). Fructose liefert rascher Glucuronsäure als Glucose; sie fördert damit Glucuronidbildung und Entgiftungsfunktion der Leber [11]. Die Bildung von Leberglykogen aus Fructose ist ergiebiger als aus Glucose [15, 16, 17, 18]; in der Muskulatur gilt allerdings das Umgekehrte. Postoperativ ist durch vermehrte Glucocorticoid-Ausschüttung die Glucosetoleranz häufig verschlechtert. Man sollte im Zweifelsfall den Blutzuckerspiegel prüfen. Ist er deutlich erhöht, liegt also eine Glucoseverwertungssstörung vor, so ist nicht zu erwarten, daß Glucoseinfusionen viel nützen. Die Fructoseverwertung ist unter solchen Bedingungen nicht gestört. Wegen der im Anfang unterschiedlichen Stoffwechselwege entstehen aus Fructose rascher antiketogen wirkende C-3-Bruchstücke als aus Glucose. Das kann von Bedeutung sein bei der Behandlung oder zur Vermeidung ketoacidotischer Zustände. Im Gegensatz zum Glucosestoffwechsel ist der Fructosestoffwechsel in der Leber unabhängig von Insulin. Zur parenteralen Ernährung von Diabetikern sollte niemals Glucose verwendet werden, sondern nur Fructose, Sorbit oder Xylit. Übrigens kann auch Fructose beim Diabetiker nicht unkontrolliert in beliebigen Mengen verabreicht werden, da je nach der Stoffwechsellage eine mehr oder weniger große Umwandlung in Glucose erfolgen kann [19, 20]. Deshalb kann bei schwerem Diabetes auch Fructose nur in Kombination mit Insulin angewandt werden.

Wendet man diese Erkenntnisse auf ein paar konkrete Beispiele an, so wird man Glucose verabreichen, wenn es darauf ankommt, die Muskulatur oder das Gehirn mit Kohlenhydraten zu versorgen. Ein hypoglykämischer Zustand muß primär mit Glucose behandelt werden.

Fructose wäre vorzuziehen bei Leberschäden, bei starker Glykogenverarmung der Leber, wie man sie nach Operationen häufig findet, bei Ketoacidose und ganz allgemein bei allen Glucoseverwertungsstörungen. In der Literatur ist eine Reihe von Beobachtungen mitgeteilt, nach denen Fructose eine stärkere Eiweiß-Sparwirkung haben soll als Glucose [21, 22, 23, 24, 25] und demnach zur Besserung der postoperativen Stoffwechselsituation und zur Assimilation infundierter Aminosäuren günstiger ist als Glucose. Die Ursache dafür dürfte in dem im Vergleich zur Glucose rascheren Umsatz der Fructose in der Leber und damit in der schnelleren Anlieferung chemischer Energie zu suchen sein. Schließlich sollte bei alten Patienten Fructose der Glucose vorgezogen werden, wenn keine anderen Gründe dagegen sprechen, weil die Fructosetoleranz im Alter weniger abnimmt als die Glucosetoleranz [26, 27, 28].

Wie steht es nun mit der Anwendung der beiden Polyalkohole Sorbit und Xylit?

Sorbit wird im Stoffwechsel zu Fructose dehydriert. Was also den Stoffwechsel von Sorbit und seine Lokalisation betrifft, so gilt alles was über Fructose gesagt worden ist. Sorbit kann also mit dem gleichen Erfolg an Stelle von Fructose verwendet werden. Unterschiede im negativen Sinn betreffen die schlechtere Ausnutzung. Bei Infusion von Sorbit geht mehr im Harn verloren als bei Infusionen von Fructose oder auch von Xylit. Bei den in der parenteralen Ernährung üblichen Infusionsgeschwindigkeiten spielt das aber keine erhebliche Rolle. Im positiven Sinn unterscheiden sich Sorbit wie auch Xylit von Fructose durch ihre stärkere antiketogene und fettsparende Wirkung, die nach unseren Untersuchungen ihre Ursache in dem Dehydrierungsschritt hat, der ihren Stoffwechsel einleitet [29]. Ein sehr vorteilhafter Unterschied ist ferner durch die technischen Eigenschaften gegeben. Polyalkohole sind im Vergleich zu reduzierenden Zuckern sehr stabile Verbindungen. Man kann sie unbedenklich sterilisieren, ohne daß es zu Veränderungen kommt. Polyalkohole sind auch kein Substrat für die Maillard-Reaktion, bei der aus reduzierenden Zuckern und Aminosäuren in komplizierten Umsetzungen zahlreiche Reaktionsprodukte entstehen, die zu einer Nährwertsminderung führen und zum Teil nicht ganz unbedenklich sind [30]. Aus diesen Gründen kommen immer dann, wenn Aminosäuren im Gemisch mit Kohlenhydraten erhitzt oder auch nur gelagert werden müssen, nur Polyalkohole in Frage.

Xylit ist ein fünfwertiger Alkohol, der auch als normales Stoffwechselzwischenprodukt auf einem Nebenweg des Glucosestoffwechsels vorkommt (siehe Vortrag H. Mehnert). Er wird zu D-Xylulose dehydriert, die dann über verschiedene phosphorylierte Zwischenprodukte in Triosephosphat und Fructose-6-phosphat umgewandelt wird (Übersicht bei [31]). Hier mündet also der Xylitstoffwechsel wieder in die Glykolyse ein. Die Tatsache, daß Xylit Pentosen liefert — also Bausteine der Nucleinsäuren —, könnte von spezieller Bedeutung sein. Die Ausnutzung von Xylit ist sehr gut; er wird auch bei hoher Dosierung in viel geringerem Umfang im Harn ausgeschieden als Sorbit [32, 33]. Xylit wird hauptsächlich in der Leber verwertet, daneben auch in der Niere und in Erythrocyten. Der Stoffwechsel ist unabhängig von Insulin. Xylit wird von Diabetikern gut verwertet [33, 36] und führt nicht zu einer Erhöhung des Glucosespiegels im Blut. Er wirkt antiketogen [34] und ist eine ebenso gute Glykogenvorstufe für die Leber wie Fructose oder Sorbit [35]. Auch bei Lebererkrankungen ist die Verwertung von Xylit nicht oder nur geringfügig verlangsamt [33, 36]. Im Tierversuch hat sich Xylit hervorragend bewährt. In der Praxis der parenteralen Ernährung liegen noch wenig Erfahrungen vor, weil Xylit leider noch nicht allgemein zur Verfügung steht. Aus der Umsatzgeschwindigkeit von Xylit kann man sich ableiten, daß man den Calorienbedarf mit Xylit allein nicht decken kann. Dagegen könnten gerade seine spezifischen Wirkungen sehr erwünscht sein.

Damit kommen wir zur Frage der Kombination von Kohlenhydraten bei der parenteralen Ernährung. Könnte man nicht erwünschte spezifische Wirkungen einzelner Kohlenhydrate durch kombinierte Zufuhr dieser Verbindungen vereinigen, vorausgesetzt, daß diese Kohlenhydrate unabhängig voneinander umgesetzt werden können?

Dazu haben wir Modellversuche an Erythrocyten angestellt [37]. Wir inkubierten Erythrocyten mit einzelnen Kohlenhydraten und mit Kombinationen davon und bestimmten die Lactatbildung. Das Ergebnis zeigt Tabelle 1:

Tabelle 1. *Lactatbildung in Erythrocyten*

Additive Lactatbildung:	Nicht additive Lactatbildung:
Xylit + Glucose	Xylit + Sorbit
Xylit + Fructose	Xylit + Ribit
Sorbit + Glucose	Sorbit + Fructose

Dieses Ergebnis war vorauszusehen. Bei den additiven Kombinationen werden die einzelnen Partner auf unabhängigen Wegen zu Lactat umgesetzt. Bei den nicht additiven Kombinationen kommt es zu Konkurrenzen im Stoffwechsel. So können Polyalkohol-Kombinationen nicht additiv wirksam sein, weil diese Substrate durch die gleiche Polyoldehydrogenase einleitend dehydriert werden müssen. Sorbit und Fructose können nicht additiv wirken, weil sie auf dem gleichen Weg zu Lactat umgesetzt werden.

Natürlich handelt es sich hier um Modellversuche. Ich könnte mir aber denken, daß man auf solche Weise auch bei der parenteralen Ernährung erwünschte spezifische Wirkungen verschiedener Kohlenhydrate kombinieren könnte. Für eine Steigerung der Calorienzufuhr ist das Verfahren natürlich sinnlos; das kann einfacher durch beschleunigte Infusion eines einzelnen Kohlenhydrats erreicht werden, wenn es technisch überhaupt möglich ist. In der kombinierten Anwendung von Kohlenhydraten bei der parenteralen Ernährung liegt ein interessantes Gebiet, das klinisch noch gar nicht untersucht worden ist und von dem man sich nicht nur theoretischen, sondern auch praktischen Nutzen versprechen könnte.

Literatur

[1] WOODYATT, R. T., W. D. SANSUM, and R. M. WILDER: J. Amer. med. Ass. **65**, 2067 (1915).
[2] PLETSCHER, A., H. FAHRLÄNDER u. H. STAUB: Helv. physiol. pharmacol. Acta **9**, 46 (1951).
[3] — A., u. W. HESS: Helv. physiol. pharmacol. Acta **9**, 338 (1951).
[4] STUHLFAUT, K.: Ärztl. Forsch. **8**, 414 (1951).
[5] — A. ENGLHARDT-GOELKEL, H. MEHNERT u. H. ROTTENHÖFER: Med. Klin. **51**, 1672 (1956).
[6] CORI, C. F., and G. T. CORI: J. biol. Chem. **72**, 597 (1926).
[7] PARK, C. R., D. REINWEIN, M. I. HENDERSON, E. CADENAS, and H. E. MORGAN: Amer. J. Med. **26**, 674 (1959).
[8] WEICHSELBAUM, T. E., R. ELMAN, and R. H. LUND: Proc. Soc. exper. Biol. (N.Y.) **75**, 816 (1950).
[9] MILLER, M., J. W. CRAIG, R. W. DRUCKER, and H. WOODWARD: Yale J. Biol. Med. **29**, 335 (1956).
[10] WEICHSELBAUM, T. E., H. W. MARGRAF, and K.ELMAN: Metabolism **2**, 434 (1953).
[11] BECK, K. H. D. SÖLING u. E. RICHTER: Klin. Wschr. **42**, 361 (1964).
[12] SCHMIDT, B., M. FINGERHUT u. K. LANG: Klin. Wschr. **42**, 1073 (1964).
[13] MILLER, M., J. L. MURPHY, J. W. CRAIG, and H. WOODWARD: J. clin. Endocrin. **13**, 866 (1953).
[14] LEUTHARDT, F., u. K. STUHLFAUT: Biochemische, physiologische und klinische Probleme des Fructosestoffwechsels. In: Biochem. Grundlagenforschung, Bd. III. Stuttgart: Georg Thieme 1960.
[15] CORI, C. F., and G. T. CORI: J. biol. Chem. **70**, 577 (1926).
[16] BAKER, N., I. L. CHAIKOFF, and A. SCHUSDEK: J. biol. Chem. **194**, 435 (1952).
[17] BERTRAM, F.: Z. ges. exp. Med. **64**, 295 (1929).
[18] BLUME, W., N. GERLICH u. H. WIELE: Z. ges. inn. Med. **5**, 105 (1950).
[19] FELBER, J. P., A. E. RENOLD u. G. R. ZAHND: Mod. Probl. Pädiat. **4**, 467 (1959).
[20] MEHNERT, H., E. MAHRHOFFER u. H. FÖRSTER: Münch. med. Wschr. **106**, 193 (1964).
[21] AEBI, H.: Probl. Pädiat. **4**, 503 (1959).
[22] ALBANESE, A. A., W. C. FELCH, R. A. HIGGONS, B. L. VESTAL, and L. STEPHANSON: Metabolism **1**, 21 (1952).

[23] — R. Higgons, L. Orto, A. Belmont, and R. di Lallo: Metabolism **3**, 154 (1954).
[24] — L. Orto, J. Rossy, R. di Lallo, and A. Belmont: Metabolism **4**, 160 (1955).
[25] Elman, E., M. D. Pareira, E. J. Conrad, T. E. Weichselbaum, J. A. Moncrieff, and Ch. Wren: Ann. Surg. **136**, 635 (1952).
[26] Seige, K., u. V. Thierbach: Münch. med. Wschr. **100**, 2029 (1958).
[27] — — U. Altersforsch. **12**, 228 (1958).
[28] Mellinghoff, K.: Dtsch. med. Wschr. **84**, 1138, 1172 (1959).
[29] Bässler, K. H., M. Fingerhut u. G. Czok: unveröffentlicht.
[30] Lang, K., E. Krug, W. Prellwitz, E. Schäffner u. W. Kiekebusch: Z. Intern. Vitaminforsch. **30**, 180 (1959).
[31] Hollmann, S.: Nicht-glykolytische Stoffwechselwege der Glucose. Stuttgart: Georg Thieme 1961.
[32] Bässler, K. H., W. Prellwitz, V. Unbehaun u. K. Lang: Klin. Wschr. **40**, 791 (1962).
[33] Prellwitz, W., u. K. H. Bässler: Klin. Wschr. **41**, 196 (1963).
[34] Bässler, K. H., u. G. Dreiss: Klin. Wschr. **41**, 593 (1963).
[35] — u. D. Heesen: Klin. Wschr. **41**, 595 (1963).
[36] Mehnert, H., J. D. Summa u. H. Förster: Klin. Wschr. **42**, 382 (1964).
[37] Bässler, K. H., u. W. V. Reimold: Klin. Wschr. **43**, 169 (1965).

Die Verwertung von Xylit bei parenteraler Ernährung

Von **H. Mehnert**

Aus der Medizinischen Poliklinik der Universität München
(Direktor: Prof. Dr. W. SEITZ)

In letzter Zeit haben auf Grund von Untersuchungen der Arbeitsgruppen von TOUSTER [1], HOLLMANN [2] und LANG [3] Befunde an Bedeutung gewonnen, die im Zusammenhang mit der Verabreichung des fünfwertigen Zuckeralkohols Xylit erhoben wurden. Tierexperimentelle sowie am Menschen durchgeführte Untersuchungen hatten Hinweise darauf ergeben, daß Xylit vom Säugetierorganismus gut verwertet wird. Dies ist in Anbetracht der Tatsache, daß Xylit als Intermediärprodukt des Kohlenhydratstoffwechsels, und zwar als Glied des Glucuronsäure-Xylulose-Zyklus, identifiziert werden konnte [1], nicht verwunderlich. Der Verwertung sind jedoch offenbar dadurch Grenzen gesetzt, daß der Xylit bei oraler Applikation sehr langsam resorbiert wird [4].

Bisher standen noch Untersuchungen zur Verwertung von intravenös verabreichtem Xylit bei gesunden Versuchspersonen sowie bei Patienten aus. In Anlehnung an frühere Arbeiten, die sich mit der Verwertung des Sorbit beschäftigten [3], schien es uns besonders zweckmäßig zu sein, Xylit-Infusionen bei Patienten mit Leberschäden verschiedenen Ausmaßes durchzuführen. Auf diese Weise läßt sich die Verwertung des fast ausschließlich in der Leber abgebauten Zuckeralkohols besonders gut beurteilen. Außerdem war die Einbeziehung von Diabetikern in die Untersuchungen wünschenswert, da Xylit in der Diabetes-Diät verwendet wird.

Versuchsanordnung

Die Untersuchungen wurden an 50 Versuchspersonen unter Bedingungen vorgenommen, die im Hinblick auf Xylitmenge und Infusionsgeschwindigkeit etwa der in der Klinik üblichen parenteralen Kohlenhydratzufuhr entsprachen. Diese nüchternen Personen erhielten über 90 min eine Infusion von 10%igem Xylit (0,5 g/kg Körpergewicht). Es wurden sechs Gruppen gebildet:

Gruppe 1: Zehn gesunde jüngere Normalpersonen ohne Leberparenchymschaden sowie ohne Diabetes mellitus (Durchschnittsalter: 25 Jahre).

Gruppe 2: Acht ältere Patienten ohne Leberparenchymschaden sowie ohne Diabetes mellitus (Durchschnittsalter: 63 Jahre).Bei diesen Probanden handelt es sich durchweg um stoffwechselgesunde Patienten, die wegen anderer Leiden stationär aufgenommen worden waren und unmittelbar vor ihrer Entlassung standen.

Gruppe 3: Sechs ältere Patienten mit einem leichten Leberparenchymschaden (Durchschnittsalter: 63 Jahre). Ein Diabetes mellitus wurde als Nebenbefund nicht festgestellt.

Gruppe 4: Sechs ältere Patienten mit einem schweren Leberparenchymschaden (fünf Cirrhosen, eine schwere Hepatitis epidemica, Durchschnittalter: 52 Jahre). Ein Diabetes mellitus bestand nicht.

Gruppe 5: 15 Patienten mit einem Diabetes mellitus verschiedenen Grades (Durchschnittsalter: 45 Jahre). Ein Leberparenchymschaden konnte klinisch nicht festgestellt werden. Bei diesen Patienten erwies sich später eine Einteilung in neun Patienten mit und sechs Patienten ohne Glykosurie als zweckmäßig (s. unten).

Gruppe 6: Fünf gesunde jüngere Normalpersonen, bei denen der Infusionsversuch 60 min nach einem Frühstück (50 g KH, 10 g Fett) vorgenommen wurde.

Diese Einteilung in sechs Gruppen sollte Unterschiede in der Xylitverwertung zwischen stoffwechselgesunden und leber- oder zuckerkranken Probanden einerseits sowie jüngeren und älteren Personen andererseits erkennbar werden lassen. Außerdem sollten mögliche Unterschidee in der Xylitverwertung zwischen nüchternen Probanden und Personen, die gefrühstückt hatten, aufgezeigt werden (vgl. Gruppe 1 und 6). Die Einteilung der Patienten in die Gruppen mit leichterem bzw. schwerem Leberparenchymschaden wurde an Hand der Anamnese, der Befunde der Allgemeinuntersuchung, der Ergebnisse der Leberfunktionsproben (Transaminasen, alkalische Phosphatase, Serum-Bilirubin, Elektrophorese und Gesamt-Eiweiß, Bromthalein-Test, Harnstatus) sowie des Resultats der Leberblindpunktion und gelegentlich der Laparoskopie vorgenommen.

Auf Grund der bei diesen 50 Personen gewonnenen günstigen Ergebnisse, erhielten 15 weitere jüngere gesunde Probanden mit einem Durchschnittsalter von 25 Jahren (Gruppe 7) die doppelte Xylitmenge in einem dreimal so kurzen Zeitraum verabreicht (20%ige Xylitlösung, 1,0 g Xylit/kg Körpergewicht/30 min).

Von allen 65 Versuchspersonen wurde am Tage vor der Xylitinfusion der 24 Std-Harn in drei Portionen gesammelt, und zwar in der Zeit von 8—12 Uhr, von 12—20 Uhr und von 20—8 Uhr. Am Versuchstag selbst erhielten die Probanden morgens nüchtern (Ausnahme: Gruppe 6) eine einmalige intravenöse Infusion von Xylit in der oben angegebenen Konzentration, Menge und Geschwindigkeit. Vor der Infusion sowie in bestimmten Abständen nach der Infusion wurden den Personen Blutproben zur

Bestimmung des Xylit, des Lactat und der Glucose entnommen. Für die Bestimmung des Lactat wurde Blut aus der ungestauten Cubitalvene, zur Bestimmung von Xylit und Glucose Blut aus der Fingerbeere oder dem Ohrläppchen entnommen. Die Blutentnahmen verteilten sich wie folgt:

	Zur Bestimmung von		
1. Vor der Infusion	Xylit	Glucose	Lactat
2. Am Ende der Infusion	Xylit	Glucose	Lactat
3. 30 min nach Ende der Infusion	Xylit	Glucose	Lactat
4. 60 min nach Ende der Infusion	Xylit	Glucose[1]	—
5. 120 min nach Ende der Infusion	Xylit	—	—
6. 180 min nach Ende der Infusion	Xylit	—	—
7. 24 Std nach Ende der Infusion	Xylit[2]	—	—

[1] Nur in Gruppe 2—5
[2] Nur in Gruppe 7

Wie am Vortag wurde auch am Versuchstag der Harn der Probanden in den genannten Zeiträumen gesammelt. Alle Harnproben wurden auf das Vorkommen von Xylit, Glucose sowie von anderen reduzierenden Substanzen untersucht.

Methoden der Blut- und Harnuntersuchungen:

Xylit im Blut:

Nach West und Rapoport [8] Oxydation mit Perjodat. Dabei entsteht Formaldehyd, der durch die Farbreaktion mit Chromotropsäure photometrisch erfaßt werden kann. Das Verfahren ist zwar als allgemeine Polyolreaktion unspezifisch, aber für den gewünschten Zweck ausreichend, da die geringfügige Erhöhung der wahren, praktisch nicht meßbaren Normalwerte des Xylit im Blut [3] um wenige mg-% für unsere Fragestellung ohne Bedeutung ist.

Glucose im Blut:

Bestimmung der Gesamtreduktion nach Hagedorn-Jensen [9].

Lactat im Blut:

Spezifisch-enzymatisch (Boehringer-Testverfahren)

Xylit im Harn:

Perjodat-Tritation nach Malaprade [10]. Da mit dieser Methode auch Harnglucose erfaßt wird, ist das Verfahren als Xylitnachweis bei Diabetikern mit Glykosurie nicht brauchbar. Die Werte der Xylitausscheidung (Abb. 5) beziehen sich deswegen lediglich auf Diabetiker ohne Glykosurie.

Glucose im Harn:

Vorprobe mit spezifisch-enzymatischen Teststreifen (Clinistix). Bei positivem Ausfall polarimetrische Glucosebestimmung. *Reduzierende Substanzen im Harn außer Glucose* (z. B. Xylulose): Fehlingsche Reduktionsprobe, die bei negativem Ausfall des Clinistix-Tests Hinweise auf das Vorhandensein anderer reduzierender Substanzen zu geben vermag.

Ergebnisse und Diskussion

Die Ergebnisse sind in den Abb. 1—7 festgehalten. Mit unseren Untersuchungen sollte die Verwertbarkeit größerer intravenös verabreichter

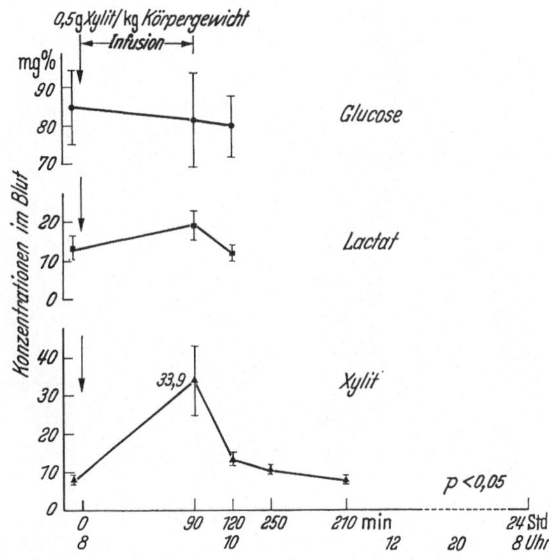

Abb. 1. Ergebnisse der intravenösen Infusion von Xylit (0,5 g/kg Körpergewicht/90 min) bei 10 gesunden, nüchternen Versuchspersonen. Durchschnittsalter: 25 Jahre
durchschnittliche infundierte Xylitmenge: 31,2 g
durchschnittliche Xylitausscheidung im Harn innerhalb 24 Std nach Beginn der Infusion: 2,7 g (=8,8%)

	8—12 Uhr	12—20 Uhr	20—8 Uhr
Xylitausscheidung im Harn	1,8 g = 5,9%	0,5 g = 1,5%	0,4 g = 1,4%
reduzierende Substanzen im Harn	∅	∅	∅

Xylitmengen beim Menschen geprüft werden. Dabei sollten jüngere und ältere stoffwechselgesunde Personen sowie Patienten mitLebererkrankungen oder diabetischer Stoffwechselstörung verschiedenen Grades untersucht werden.

Aus der Abb. 1—5 läßt sich erkennen, daß Xylit (0,5 g/kg Körpergewicht/90 min) von nüchternen jungen und alten sowie von leberkranken und diabetischen Versuchspersonen gut verwertet werden kann. Die „Belastung“ mit einem kleinen Frühstück, wie sie bei den Versuchspersonen der Gruppe 6 (Abb. 6) durchgeführt wurde, spielt für die Xylitverwertung überhaupt keine Rolle (vgl. Abb. 1 u. 6). Die bevorzugte Utilisation des Zuckeralkohols durch die Leber erleidet also keine Einbuße dadurch, daß vorher bereits andere Kohlenhydrate zur Leberglykogenbildung herangezogen wurden. Es erwies sich als besonders nützlich, daß in unsere Untersuchungen nicht nur eine Anzahl älterer stoffwechselgesunder Personen als Vergleichsgruppe zu den älteren Patienten mit Leberkrankheiten oder Diabetes einbezogen wurde, sondern daß auch junge, gesunde Normalpersonen Berücksichtigung fanden. Es zeigte sich nämlich, daß verschiedene Kriterien, die eine besonders gute Verwertung des Xylit nahelegen, weniger

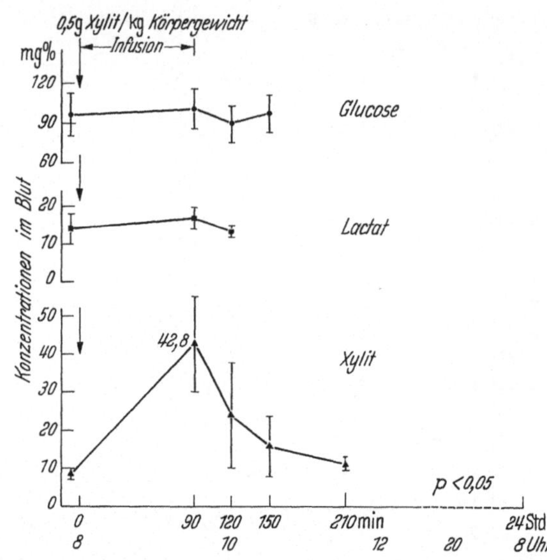

Abb. 2. Ergebnisse der intravenösen Infusion von Xylit (0,5 g/kg Körpergewicht/90 min) bei 8 nüchternen Versuchspersonen ohne Diabetes mellitus sowie ohne Leberparenchymschaden. Durchschnittsalter: 63 Jahre

durchschnittliche infundierte Xylitmenge: 33 g

durchschnittliche Xylitausscheidung im Harn innerhalb 24 Std nach Beginn der Infusion: 4 g (= 12,1 g)

	8—12Uhr	12—20 Uhr	20—8 Uhr
Xylitausscheidung im Harn	2,3 g = 7%	1,4 g = 4,2%	0,3 g = 0,9%
reduzierende Substanzen im Harn	∅	∅	∅

von der Erkrankung der Patienten, als vielmehr von ihrem Lebensalter abhängig sind. Man darf diesen Schluß deshalb ziehen, weil der Unterschied in der Xylitverwertung zwischen jungen und alten Versuchspersonen größer ist als die Differenzen, die sich zwischen stoffwechselgesunden älteren Personen einerseits sowie leberkranken älteren oder diabetischen älteren Patienten andererseits ergaben.

Als Kriterien der Verwertbarkeit des Xylit boten sich verschiedene Untersuchungsbefunde an. Einmal darf mit gutem Recht angenommen werden, daß ein geringer Anstieg und ein rascher Abfall der Blutxylitwerte während bzw. nach der Xylitinfusion für eine rasche Verwertung des Xylit sprechen. Diese Aussage verliert auch dadurch nicht an Bedeutung, daß die „Xylitspiegel" von 8—14 mg-% vor der Xylitinfusion methodisch bedingt sind und daß die wahren, mit einer spezifisch-enzymatischen Methode gemessenen Werte im Nüchternzustand Null sind. Ein schneller Anstieg und ein rascher Abfall des Blutlactats während der Xylitinfusion konnte zusammen mit den genannten Kriterien der Blutxylitwerte

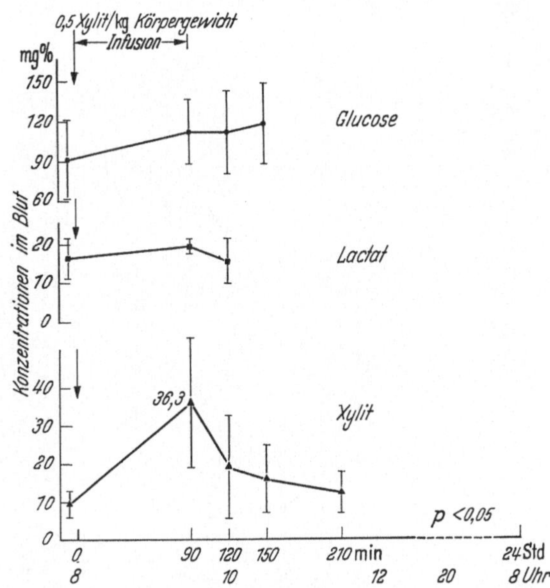

Abb. 3. Ergebnisse der intravenösen Infusionen von Xylit (0,5 g/kg Körpergewicht/90 min) bei 6 nüchternen Versuchspersonen mit einem leichten Leberparenchym. Durchschnittsalter: 63 Jahre
durchschnittliche infundierte Xylitmenge: 32,5 g
durchschnittliche Xylitausscheidung im Harn innerhalb 24 Std nach Beginn der Infusion: 3,3 g (= 10,1%)

	8—12 Uhr	12—20 Uhr	20—8 Uhr
Xylitausscheidung im Harn	1,6 g = 5,0%	0,9 g = 2,7%	0,8 g = 2,4%
reduzierende Substanzen im Harn	∅	∅	∅

ebenfalls für eine rasche Utilisierung des Zuckeralkohols sprechen. Auch das Auftreten nur geringer Mengen an Xylit im Harn entspricht naturgemäß einer guten Verwertung. Die Glucosewerte im Blut und gegebenenfalls im Harn konnten eine Aussage darüber machen, ob Xylit — besonders bei Diabetikern — meßbar der Glucoseneubildung diente und damit womöglich auf diesem Wege der Verwertung entzogen wurde. Schließlich gab die Untersuchung des Harns auf andere reduzierende Substanzen eine gewisse Gewähr dafür, daß nicht Metaboliten des Xylitstoffwechsels (in erster Linie D-Xylulose und L-Xylulose) unverwertet und unbemerkt ausgeschieden wurden.

Bei Zugrundelegung dieser Kriterien läßt sich, zwischen den Gruppen 1—6 kein signifikanter Unterschied ($p = <0,05$) feststellen. Immerhin zeichnet sich ein gewisser Trend ab, der auf eine etwas schlechtere Verwertung des Xylit im höheren Lebensalter und auch bei schweren Lebererkrankungen hinweist. So zeigt sich, daß die Durchschnittswerte des Blut-

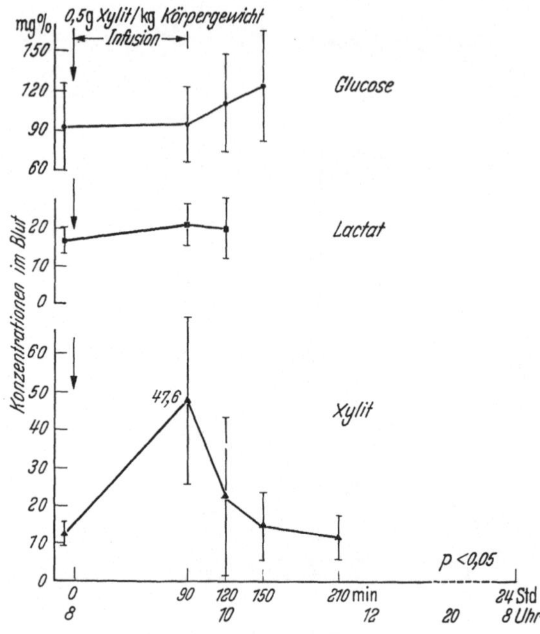

Abb. 4. Ergebnisse der intravenösen Infusion von Xylit (0,5 g/kg Körpergewicht/90 min) bei 6 nüchternen Versuchspersonen mit schwerem Leberparenchymschaden. Durchschnittsalter: 52 Jahre durchschnittliche infundierte Xylitmenge: 32 g
durchschnittliche Xylitausscheidung im Harn innerhalb 24 Std nach Beginn der Infusion: 2,5 g (= 7,8%)

	8—12 Uhr	12—20 Uhr	20—8 Uhr
Xylitausscheidung im Harn	1,7 g = 5,3%	0,5 g = 1,5%	0,3 g = 1%
reduzierende Substanzen im Harn	∅	∅	∅

xylitspiegels am Ende der Infusion bei den jungen, gesunden Versuchspersonen mit 33, 9 mg-%(Gruppe 1) bzw. mit 31,5 mg-% (Gruppe 6) am niedrigsten sind. Die anderen Gruppen zeigen hier folgende Werte:

	mg-%
Ältere stoffwechselgesunde Patienten (Gruppe 2)	42,8
Patienten mit einem leichten Leberschaden (Gruppe 3). . . .	36,3
Patienten mit einem schweren Leberschaden (Gruppe 4) . . .	47,6
Patienten mit einem Diabetes mellitus verschiedenen Grades (Gruppe 5)	43,7

Patienten mit einem schweren Leberschaden haben also — wie wir es auch für einen anderen Zuckeralkohol, den Sorbit, gezeigt haben [6] — am ehesten Schwierigkeiten, den infundierten Polyol rasch abzubauen.

Dementsprechend ist bei den jungen Normalpersonen der Abfall der Blutxylitwerte bereits 30—60 min nach Ende der Infusion festzustellen,

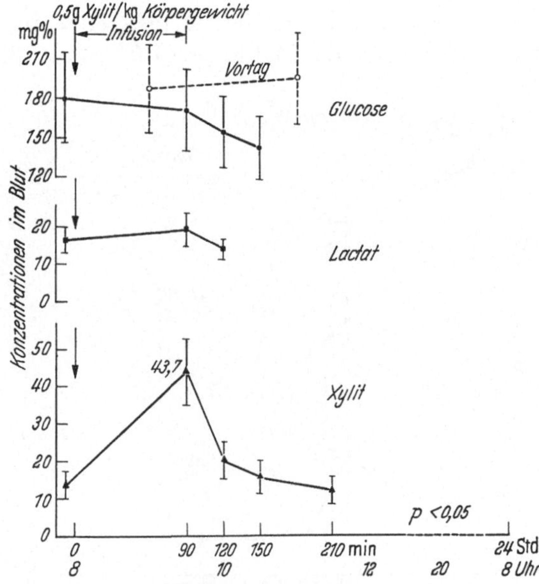

Abb. 5. Ergebnisse der intravenösen Infusion von Xylit (0,5 g/kg Körpergewicht/90 min) bei 15 nüchternen Versuchspersonen mit einem Diabetes mellitus verschiedenen Grades. Durchschnittsalter: 45 Jahre
durchschnittliche infundierte Xylitmenge: 37 g
durchschnittliche Xylitausscheidung im Harn innerhalb 24 Std nach Beginn der Infusion: 3,4 g (= 9,2%)

	8—12 Uhr	12—20 Uhr	20—8 Uhr
Xylitausscheidung im Harn	2,5 g = 6,8%	0,5 g = 1,3%	0,4 g = 1,1%
reduzierende Substanzen in glucosefreien Harnen	∅	∅	∅

während bei den anderen Gruppen dafür 60—120 min benötigt werden. Eine Ausnahme macht hierbei die Gruppe der Diabetiker (Abfall ebenfalls innerhalb 30—60 min), die auch als einzige Patientengruppe durch einen stärkeren Anstieg und deutlichen Abfall des Blutlactat in gleicher Weise wie die gesunden jungen Versuchspersonen Hinweise auf eine schnellere Xylitverwertung gibt. Es ist bezeichnend, daß gerade in der Gruppe der diabetischen Patienten das Lebensalter deutlich niedriger ist als in den anderen Gruppen älterer Patienten. Wegen der Wichtigkeit dieser Beobachtung soll das durchschnittliche Lebensalter der einzelnen Patientengruppen hier nochmals angegeben werden (siehe nächste Seite).

	Jahre
Jüngere Normalpersonen	25
Ältere stoffwechselgesunde Patienten	63
Patienten mit leichtem Leberschaden	63
Patienten mit schwerem Leberschaden	52
Patienten mit einem Diabetes mellitus verschiedenen Grades	45

Das durchschnittliche Lebensalter der Diabetiker wurde deutlich beeinflußt durch das Lebensalter der fünf jungen Diabetiker, die auch durch-

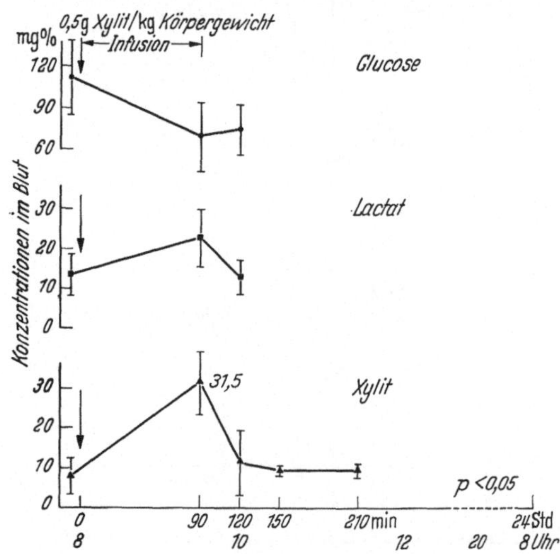

Abb. 6. Ergebnisse der intravenösen Infusion von Xylit (0,5 g/kg Körpergewicht/90 min) bei fünf 20—30jährigen Versuchspersonen (60 min nach einem Frühstück mit 50 g KH und 10 g Fett)
durchschnittliche infundierte Xylitmenge: 34 g
durchschnittliche Xylitausscheidung im Harn innerhalb 24 Std nach Beginn der Infusion: 3,2 g (= 9,3%)

	8—12 Uhr	12—20 Uhr	20—8 Uhr
Xylitausscheidung im Harn	7,0%	0,0%	2,3%
reduzierende Substanzen im Harn	∅	∅	∅

wegs die Zeichen einer besonders raschen Xylitverwertung aufwiesen. Während im Durchschnitt bei allen Diabetikern der Abfall des Xylitspiegels 30 min nach Beendigung der Infusion zu einem Wert von 20,0 mg-% Xylit führte, ergab sich für die fünf jungen Diabetiker für diesen Zeitpunkt ein Durchschnittswert von 13,2 mg-%. Dieser Wert entspricht dem der jungen gesunden Versuchspersonen.

Bei den Harnuntersuchungen ergaben sich keine auffallenden Unterschiede. Die Durchschnittswerte der Xylitausscheidung aller Gruppen beliefen sich auf 8—12% der zugeführten Xylitmenge. Wie schon Lang [3] gezeigt hatte, ist dieses Phänomen einer annähernd gleichen Xylitausscheidung weitgehend unabhängig von Menge und Art der Zufuhr des Xylit. So zeigte sich auch bei unseren zusätzlichen Untersuchungen mit erheblich verschärften Versuchsbedingungen (Infusion von 1 g Xylit/kg Körpergewicht/30 min), daß die Xylitausscheidung nicht wesentlich ansteigt (s. Legende, Abb. 7). Auch der Befund von Bässler u. Mitarb. [7], daß bei sehr niedrigem Xylitspiegel noch immer etwas Zuckeralkohol im Harn ausgeschieden wird, findet seine Bestätigung durch unsere Unter-

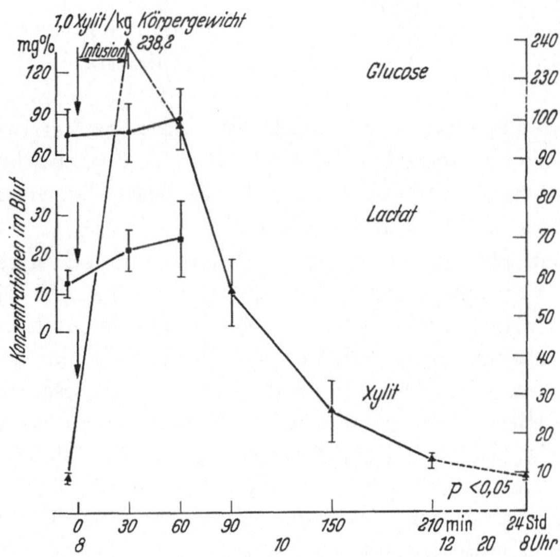

Abb. 7. Ergebnisse der intravenösen Infusion von Xylit (1,0 g/kg Körpergewicht/30 min) bei 15 gesunden nüchternen Versuchspersonen. Durchschnittsalter: 25 Jahre
durchschnittliche infundierte Xylitmenge: 64,1 g
durchschnittliche Xylitausscheidung im Harn innerhalb 24 Std nach Beginn der Infusion: 5,2 g (= 8,1%)

	8—12 Uhr	12—20 Uhr	20—8 Uhr
Xylitausscheidung im Harn	3,7 g = 5,8%	1,2 g = 1,9%	0,3 g = 0,4%
reduzierende Substanzen im Harn	∅	∅	∅

suchungen am Nachmittag und in der Nacht der Versuchsperiode; denn zu diesem Zeitpunkt waren ja die Blutxylitspiegel aller sechs Gruppen praktisch zur Norm zurückgekehrt.

Von den Diabetikern mit Glykosurie abgesehen, lieferten die Untersuchungen des Harns mit der Fehlingschen Probe stets ein negatives Resultat. Dieser Befund besagt, daß keine zusätzliche Ausscheidung reduzierender Substanzen (z. B. Xylulose) stattfand.

Die Resultate der Blutuntersuchungen bei der Gruppe 7 bedürfen einer besonderen Erwähnung. Sie lassen erkennen, daß bei der Verschärfung der Versuchsbedingungen durch eine raschere Verabreichung größerer Xylitmengen die Blutxylitspiegel enorm ensteigen (im Mittel auf 238 mg-%) und deutlich verzögert (Abb. 7) abfallen. Immerhin sind sie aber nach 4—5 Std dann doch zur Norm zurückgekehrt. Für die anhaltend gute Verwertung des Zuckeralkohols spricht neben der geringen Xyliturie und dem Abfall der Blutxylitwerte auch der starke Anstieg des Lactats zum wahrscheinlichen Zeitpunkt der maximalen Utilisierung. Bemerkenswerterweise errechnet sich aus unseren Versuchen für Xylit etwa der gleiche Verteilungsraum von 30 l, wie ihn LANG u. Mitarb. [3, 11] bei rascher intravenöser Injektion von 1 g Xylit bei gesunden Versuchspersonen gefunden hatten. Dieser Verteilungsraum, der weit größer ist als der extracelluläre Raum, weist darauf hin, daß Xylit bei parenteraler Applikation rasch in die Zellen eindringt.

Wichtig ist schließlich der Befund, daß unter der Verabreichung von Xylit die Blutzuckerwerte bei sonst gleichen Versuchsbedingungen sich nicht signifikant änderten und bei den Diabetikern eher einen Trend zur Erniedrigung zeigten (s. Abb. 5).

Abschließend läßt sich sagen, daß Xylit von alten und jungen, gesunden und kranken Versuchspersonen gut und rasch verwertet wird. Geringfügige Unterschiede ergeben sich in der Weise, daß die Xylitverwertung im höheren Lebensalter sowie bei Vorliegen schwerer Lebererkrankungen etwas herabgesetzt ist. Für eine nennenswerte Glucoseneubildung aus Xylit bei Diabetikern konnten wir keinen Anhalt finden. Dieser Befund ist insofern wichtig, als bei oraler Verabreichung des als „Diabetiker-Zucker" verwendeten Zuckeralkohols noch weniger mit einer Verschlechterung der Stoffwechsellage zu rechnen ist. Man kann dies deshalb mit Bestimmtheit sagen, weil infolge der langsamen Xylitresorption [4] nur wesentlich geringere Xylitmengen pro Zeiteinheit in den Organismus gelangen.

Zusammenfassung

50 stoffwechselgesunde junge und ältere sowie leberkranke und diabetische Versuchspersonen erhielten 0,5 g Xylit/kg Körpergewicht/90 min intravenös verabreicht. Mit Hilfe von Bestimmungen des Xylit, der Glucose und des Lactat im Blut sowie des Xylit, der Glucose und anderer reduzierender Substanzen im Harn konnte festgestellt werden, daß der als Intermediärprodukt des Kohlenhydratstoffwechsels vorkommende Zuckeralkohol gut und beinahe vollständig verwertet wird. Es spielte dabei keine Rolle, ob die Versuchspersonen nüchtern blieben oder ein kleines Frühstück (50 g KH, 10 g Fett) zu sich genommen hatten. Es zeigte sich, daß geringfügige Differenzen in der Utilisierung des Xylit mehr vom Lebensalter als vom Gesundheitszustand der Versuchspersonen abhängig sind. Junge gesunde Probanden verwerten den Xylit am schnellsten, während bei älteren Personen (insbesondere mit schwerem Leberschaden) eine gewisse Beeinträchtigung der Xylitverwertung festzustellen ist. Von Patienten mit

einem Diabetes mellitus verschiedenen Schweregrades wird Xylit durchwegs gut utilisiert. Bei der intravenösen Verabreichung von 1,0 g Xylit/kg Körpergewicht/30 min an 15 stoffwechselgesunde junge Versuchspersonen ergaben sich hinsichtlich der Verwertbarkeit des Zuckeralkohols keine wesentlichen neuen Gesichtspunkte. Bemerkenswert ist lediglich, daß auch bei diesen erheblich verschärften Versuchsbedingungen das Ausmaß der Xylitausscheidung im Harn praktisch unverändert niedrig bleibt (im allgemeinen 8—12% der zugeführten Xylitmenge). Der Verteilungsraum für Xylit beläuft sich auf Grund dieser Untersuchungen und der Ergebnisse anderer Autoren etwa auf 30 l.

Literatur

[1] Touster, O., and D. R. D. Shaw: Biochemistry of the acyclic polyols. Rev. Physiol. **42**, 181 (1962).

[2] Hollmann, S.: Nicht-glykolytische Stoffwechselwege der Glucose, S. 95. Stuttgart: Georg Thieme 1961.

[3] Lang, K.: Xylit als Nahrungskohlenhydrat. Med. u. Ernähr. **4**, 45 (1963).

[4] Mehnert, H., u. H. Förster: Zur Prüfung der Resorption von Zuckern und Zuckeralkoholen bei Mensch und Tier. Vortrag, Kongreß der Dtsch. Ges. für Verdauungs- und Stoffwechselkrankheiten, Wiesbaden, April 1964.

[5] — K. Stuhlfauth, B. Mehnert, R. Lausch u. W. Seitz: Vergleichende Untersuchungen zur Resorption von Glucose, Fructose und Sorbit beim Menschen. Klin. Wschr. **37**, 1138 (1959).

[6] Stuhlfauth, K., H. Mehnert u. Ch. Pette: Das Verhalten des Glucose-, Fructose- und Sorbitstoffwechsels bei leberkranken und lebergesunden Patienten vor, während und nach intravenöser Infusion von Sorbit. Med. Welt Nr. 25, 1367 (1960).

[7] Summa, J. D.: Med. Inaug.-Diss. München 1964.

[8] West, C. D., and S. Rapoport: Modifikation of colorimetric method for determination of mannitol and sorbitol in plasma and urine. Proc. Soc. exp. Biol. (N.Y.) **70**, 141 (1949).

[9] Müller, F., u. O. Seifert: Taschenbuch der medizinisch-klinischen Diagnostik. 66. Aufl. S. 232. München: J. F. Bergmann 1949.

[10] Malaprade, L.: Bull. chim. **43**, 683 (1928). Zit. nach M. Sickert. Med. Inaug.-Diss. München 1961.

[11] Bässler, K. H., W. Prellwitz, V. Unbehaun u. K. Lang: Xylitstoffwechsel beim Menschen. Zur Frage der Eignung von Xylit als Zucker-Ersatz beim Diabetiker. Klin. Wschr. **40**, 791 (1962).

Probleme der parenteralen Ernährung mit Fettemulsionen

Von **F. A. Pezold**

Aus der Medizinischen Klinik des Städt. Behring-Krankenhauses in Berlin-Zehlendorf (Direktor: Prof. Dr. F. A. PEZOLD)

Die Verwendung von Fettemulsionen zur intravenösen Infusionstherapie hat Eingang in die Klinik gefunden. Eine *parenterale Zufuhr von Fett* erscheint unter folgenden Umständen *angezeigt:*

1. Wenn eine *vollständige parenterale Ernährung* erforderlich ist. Dies ist bei unzulänglich ernährten Kranken der Fall, bei denen die orale Nahrungsaufnahme unmöglich oder unzureichend ist. Hier muß allerdings auf eine ausgeglichene Nahrungszufuhr geachtet werden, da die *Fettzufuhr* nur *Bestandteil einer vollständigen parenteralen Ernährung* sein kann.
2. Wenn bei darniederliegendem Appetit eine Calorienerhöhung den Krankheitsverlauf günstig beeinflussen kann.
3. Wenn bei aufbrauchenden Prozessen einem *fortschreitenden Eiweißabbau Einhalt* geboten werden muß.
4. Wenn man mittels parenteraler Ernährung einen *hohen Brennwert* in *verhältnismässig kleinem Flüssigkeitsvolumen* zuführen will.

Die therapeutisch verwendbaren Fettemulsionen bestehen aus einem *vegetabilischen Öl*, das ein Übergewicht an mehrfach ungesättigten Fettsäuren besitzt, aus *Wasser* und einem oft nur unvollständig bekannt gegebenen *Emulgatorsystem*. Um die wäßrige Phase isoton zu erhalten, wird in geringer Konzentration *Glucose*, *Glycerin* oder *Sorbit* zugesetzt. Als Fettgrundlage finden am meisten Baumwollsamen -und Sojabohnenöl Verwendung.

Die *anfänglich* relativ *hohe Unverträglichkeitsquote* — bei dem deutschen Präparat Lipofundin betrug sie nach SCHOEN u. ZELLER noch 1962 20% — konnte bei dem amerikanischen Lipomul schon bis 1957 auf 3—5%, die leichtesten Nebenreaktionen miteinbegriffen, reduziert werden. Für die Entwicklung einer geeigneten Fettemulsion hat die amerikanische Armee allein in der Nachkriegsperiode bis 1955 mehr als 3 Millionen Dollar ausgegeben. Diese zwei Jahrzehnte andauernde systematische Entwicklungsarbeit befaßte sich vor allem mit der Wahl des Emulgatorsystems, der Fraktionierung und Reinigung der Komponenten und der chemischen Modifikation einzelner Bestandteile des Gemisches.

Als *Emulgatoren* werden praktisch drei Substanzgruppen verwendet: *Phosphatide* bzw. einzelne Fraktionen derselben, *synthetische Emulgatoren* und *Kombinationen* der beiden Gruppen. Gesättigte Phosphatide entfalten als Emulgatoren andere Wirkungen als ungesättigte. Hydrierte Phosphatide entwickeln keine Klärungsaktivität. Möglicherweise beruhte die

Tabelle 1. *Zusammensetzung handelsüblicher Fettemulsionen*

Emulsionen mit Baumwollsamenöl	Lipomul[1] und Infonutrol[2]	Lipofundin[3]
Baumwollsamenöl	150 g	150 g
Sojalecithin	12 g	—
Hydr. Sojaphosphatide	—	15 g
Dextrose	40 g	—
Sorbit	—	50 g
Pluronic F 68	3 g	—
Aqua dest.	ad 1000 ml	ad 1000 ml
Emulsionen mit Sojaöl	**Intralipid[4] 10%,**	**Intralipid[4] 20%**
Sojaöl	100 g	200 g
Ei-Lecithin	12 g	12 g
Glycerin	25 g	25 g
Aqua dest.	ad 1000 ml	ad 1000 ml

[1] Upjohn Co., Kalamazoo 99, Mich., USA
[2] Astra, Södertälje, Schweden
[3] Braun, Melsungen, Deutschland
[4] Vitrum, Stockholm, Schweden

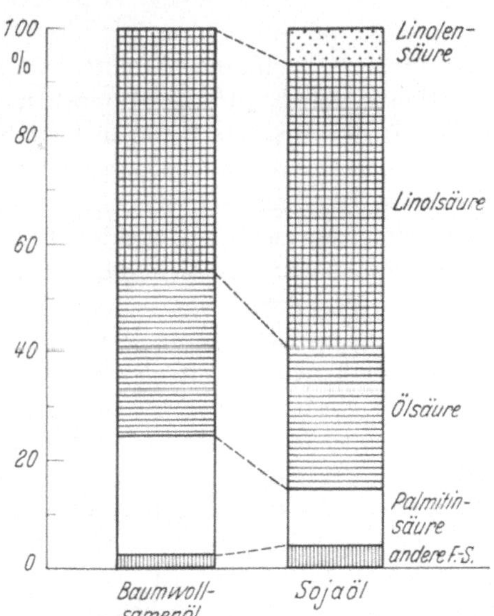

Abb. 1. Fettsäurengehalt von Baumwollsamenöl und Sojaöl

anfänglich beobachtete hohe Nebenwirkungsquote des Lipofundin, von der neben anderen Autoren auch unser und der Zöllnersche Arbeitskreis in München sich überzeugen konnte, auf der Verwendung von hydriertem Sojaphosphatid als Emulgator, das eine starke Verlangsamung der Fettelimination aus der Blutbahn bewirkt. Inzwischen soll die Herstellerfirma den Emulgator gewechselt haben. Wie GEYER im Tierversuch gezeigt hat, besitzt jede Fettemulsion ihre charakteristische Klärkurve. Die Hoffnung, durch phosphatidfreie Emulsionen Nebenreaktionen zu vermeiden, hat sich nicht erfüllt. Leider ist das ideale Emulgatorsystem noch nicht gefunden worden. Es existiert noch keine *gut definierte* Fettemulsion und auch noch keine *einfache* Emulsion. Synthetisch reine Triglycerid-Emulsionen sind in der Herstellung heute noch immer viel zu teuer. Manche in vitro hervorragend wirksame Emulgatoren sind in vivo hoch toxisch, weil sie beispielsweise histaminfreisetzend wirken. Sie können daher zur Herstellung von Fettemulsionen für die parenterale Ernährung nicht verwendet werden. Das gilt für die meisten synthetischen Stoffe, z. B. Tween 60, Triton WR 1339.

Eine *gute Stabilisation der Emulsion* ist nicht nur für die *Elimination* der artefiziellen Fettpartikel aus dem Blut, sondern auch für die *Utilisation* des Fettes von Bedeutung. Die Fettemulsion muß nicht nur in der Flasche unter verschiedenen Lagerungsbedingungen (z. B. Erschütterungen bei langdauerndem Transport!), sondern auch während des Fetttransportes in der Blutbahn stabil bleiben. Die optimale durchschnittliche Partikelgröße wird mit 1 μ im Durchmesser angenommen. Dies entspricht der Größe der Chylomikronen bei der postprandialen Lipämie. Mit zunehmendem *Alter der Fettemulsion* erfolgt je nach ihrer Stabilität eine gewisse Lipolyse. Mit 12 Monate alten Emulsionen hat JORDAN doppelt so viele Nebenreaktionen beobachtet wie mit ganz frischen. Wenn auch am Infonutrol gezeigt werden konnte, daß selbst nach 18monatiger Lagerung die Toleranzgrenze, was den Gehalt an freien Fettsäuren, die Partikelgröße, die Emulsionsstabilität usw. anlangt, nicht überschritten war, wird man heute die Verwendungszeit von Fettemulsionen aus Sicherheitsgründen auf ein Jahr begrenzen. Dabei ist eine vorschriftsmäßige Lagerung Voraussetzung. Die Verwendung des synthetischen Emulgators Pluronic F 68, eines Polyoxyäthylen-polyoxypropylen-Polymers mit einem Molekulargewicht von 8000, hat sich in der Praxis gut bewährt. Diese nichtionische, oberflächenaktive Substanz dient zur Erreichung einer kleineren Partikelgröße, erhöht die Stabilität der Emulsion gegenüber Hitze und beim Zusammenbringen mit Blut. Die Warnungen vor der angeblichen Toxicität des Pluronic F 68, die meines Wissens nur von der Erlanger Gruppe um SCHOEN ausgesprochen worden sind, erscheinen mir nicht genügend begründet. Vom toxikologischen Standpunkt ist es eine sehr harmlose Substanz, die auch für sich allein reaktionslos vertragen und vollständig durch die Nieren ausgeschieden wird. Vor allem wirkt sie nicht histaminfreisetzend. Wir haben übereinstimmend mit Zöllner sowie den nordischen und amerikanischen Autoren bei den von uns verwendeten Präparaten Lipomul und Infonutrol keine diesbezüglichen Nebenreaktionen gesehen. Im Gegenteil, der von uns beobachtete prozentuale Anteil von Nebenreaktionen lag auch in der letzten Zeit beim Lipofundin, das diesen Emulgator nicht enthält. wesentlich höher.

Für *Verträglichkeitsbeurteilungen* sind Art und Menge des als Emulsion vorliegenden Fettes, die Infusionsgeschwindigkeit und nicht zuletzt die Tierspecies von Belang. Bei Vergleichsuntersuchungen sind nach Wretlind scharfe Prüfungsbedingungen am Platz. Man wird hier große Mengen in verhältnismäßig kurzer Zeit infundieren müssen. Man muß aber wissen, daß beispielsweise kleine Hunde mehr Fett als große tolerieren und die Tierspecies untereinander gegenüber intravenöser Fettzufuhr ganz verschieden reagieren. Das ist u. a. von dem Zustand der Transportmechanismen, der lipolytischen Fähigkeit des Blutes und der Kapazität des Fettstoffwechsels abhängig. Analogieschlüsse aus Versuchen am *gesunden Tier* auf das Verhalten des *kranken Menschen* sind nur mit der nötigen Kritik erlaubt. Diese Forderung wurde kürzlich durch einen tragischen Vorfall in USA eindringlich bestätigt. Die sogenannte SR- (=Southern Research-)Fettemulsion, nach gründlicher experimenteller Arbeit herausgebracht und vom Hund auch bei Langzeitzufuhr gut vertragen, mußte nach kurzer klinischer Prüfung wegen Unverträglichkeit zurückgezogen werden. Ein Patient starb im Zusammenhang mit der Infusion, bei anderen Kranken kam es zu schweren Nebenwirkungen.

Tabelle 2. *Nebenwirkungen bei intravenösen Infusionen von Fettemulsionen*

I. Akute Effekte
   Kolloidreaktionen: Rücken- und Brustschmerzen. Dyspnoe. Cyanose
   Thermogene und pyrogene Reaktionen: Fieber, Schüttelfrost.
   Einwirkungen auf Zirkulation und Respiration: Flushing
   Nausea.
   Erbrechen.
   Kopfschmerzen.
   Urticaria.
II. Spätwirkungen („Overloading Syndrome")
   Hyperlipidämie.
   Verlängerung der Koagulationszeit.
   Hämorrhagische Diathese.
   Ulcus.
   Anämie.
   Leberschäden: Verlängerte BSP-Exkretion, Pigmentablagerung.

Als schwerwiegendsten Einwand gegen die intravenöse Zufuhr findet man noch immer den Hinweis auf das fat overloading syndrome *(Fett-Übersättigungssyndrom)*. Nach einer längeren Reihe täglich erfolgender Fettinfusionen beginnt es plötzlich mit hohem Fieber, Appetitlosigkeit, Übelkeit, Kopfschmerzen und gesteigerter Blutungsneigung. Unter Schmerzen im rechten Oberbauch kommt es zu Hepatomegalie und Splenomegalie. Die Leberfunktionsproben fallen pathologisch aus. Es entwickelt sich eine Anämie, Thrombocytopenie und Blutgerinnungsstörung mit verlängerter Blutungs- und Gerinnungszeit. Schwere, insbesondere gastrointestinale Blutungen sind die Folge.

Dieses Syndrom, *zu den Spätreaktionen gehörig*, ist bisher nur in wenigen Fällen beobachtet worden. In den meisten Fällen, bei denen dieses „Übersättigungssyndrom" auftrat, waren 20 und mehr Flaschen der Fettemulsion an aufeinanderfolgenden Tagen infundiert worden. In einem Fall trat dieses Krankheitsbild erst nach 59, in einem anderen allerdings schon nach 11 Tagen auf. Andererseits verabreichten andere Kliniker bestimmten Kranken, die nicht peroral ernährt werden konnten, wesentlich mehr als 14 kontinuierlich aufeinanderfolgende intravenöse Fettinfusionen, ohne daß es zu Nebenerscheinungen gekommen wäre.

Bei den beiden schweren Fällen von Levenson u. Mitarb. handelte es sich um einen 19jährigen bzw. 31jährigen Soldaten, die beide zu kleineren chirurgischen Eingriffen in der Klinik lagen. Beide erhielten neben der üblichen Krankenhauskost *täglich* intravenöse Fettinfusionen von jeweils 1200 ml Lipomul. Bei dem ersten Patienten traten *nach 14 Tagen*, bei dem zweiten nach *21 Tagen* ernste Krankheitserscheinungen auf, so daß die Infusionen abgesetzt werden mußten. Bei den beiden Fällen von Alexander und Zieve handelte es sich um einen 62jährigen Mann mit Miliartuberkulose und Pankreasinsuffizienz mit Steatorrhoe und Kachexie sowie um einen 28jährigen Mann mit chronisch rezidivierender Pankreatitis und Pankreasinsuffizienz. Der erste Patient erhielt insgesamt 35,4 l einer Baumwollsamenöl-Emulsion innerhalb von 9 Wochen, jeweils an 6 aufeinanderfolgenden Tagen mit einem Tag Pause. Der zweite Kranke erhielt 3 Wochen lang täglich, mit Ausnahme des Sonntags, je 500 ml der gleichen Emulsion. Auch hier mußten die Fettinfusionen wegen der auftretenden starken Beschwerden und des klinisch schweren Krankheitsbildes abgebrochen werden. Beide Diagnosen werden heute von einigen Autoren zu den Kontraindikationen für Fettinfusionen gerechnet.

Mittels hoher Infusionsdosen ließ sich dieses Syndrom bei Hunden imitieren. Das Serum einiger dieser Versuchstiere war so stark lipämisch, daß es kaum von dem milchähnlichen Aussehen der infundierten Fettemulsion zu unterscheiden war. Eine derartig erzeugte Lipämie hielt bis zu 72 Std an. Allerdings muß man wissen, daß der Hund einen viel höheren Calorienbedarf pro Kilogramm Körpergewicht hat als der Mensch. Bei ausschließlicher intravenöser Fetternährung mußte Wretlind großen Hunden 7 g/kg Körpergewicht pro Tag zuführen, um eine Gewichtsabnahme zu verhindern. Einem Bedarf von 80 Calorien pro kg Körpergewicht beim Hund stehen unter Grundumsatzbedingungen 25 Calorien beim Menschen gegenüber. Der Hund benötigt demnach etwa die dreifache Calorienmenge. Wenn Wretlind seinen Versuchshunden also 9 g Fett/kg Körpergewicht gegeben hat, so würde dies etwa 3 g/kg Körpergewicht und Tag beim Menschen entsprechen. An diesen Dosierungsproblemen hat es also großenteils gelegen, daß Fehlschlüsse auf die Verträglichkeit neuer Fettemulsionen beim Menschen gezogen worden sind.

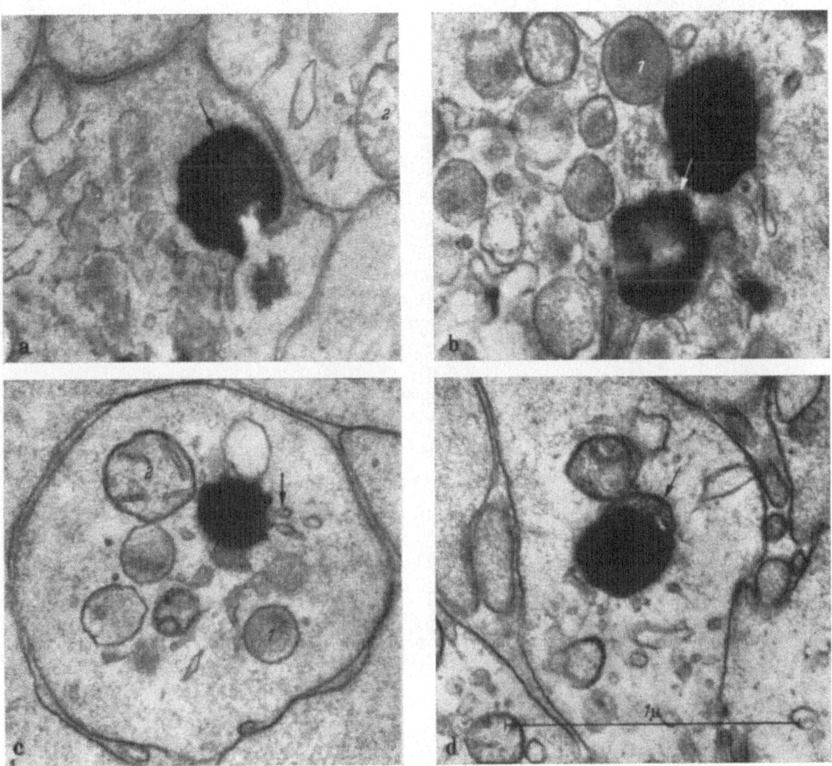

Abb. 2. Phagocytierte Fetttropfen in Thrombocyten [34]

Während man *nach kurzfristigen Infusionen mäßiger Fettmengen keine morphologisch faßbaren Fettablagerungen in parenchymatösen Organen* findet, kann man mittels extrem hochdosierter intravenöser Fettzufuhr eine morphologisch faßbare hochgradige Lipämie und eine starke intracelluläre Fettablagerung in verschiedenen Organen feststellen. Elster rief an Hunden mittels intravenöser Lipofundin-Infusionen in einer Tagesmenge von 6–7 g Fett/kg Körpergewicht das *Übersättigungssyndrom* hervor. Alle Tiere verendeten spätestens nach einer Woche. Histologisch fanden sich außergewöhnlich starke intravasale Fettansammlungen in Lunge und Milz mit dem Vollbild des „spodogenen Milztumors“ durch Fetteinlagerung.

In der Leber waren vor allem die Kupfferschen Sternzellen, aber auch die Leberepithelzellen verfettet. In der Niere stand die Verfettung der Tubulus-

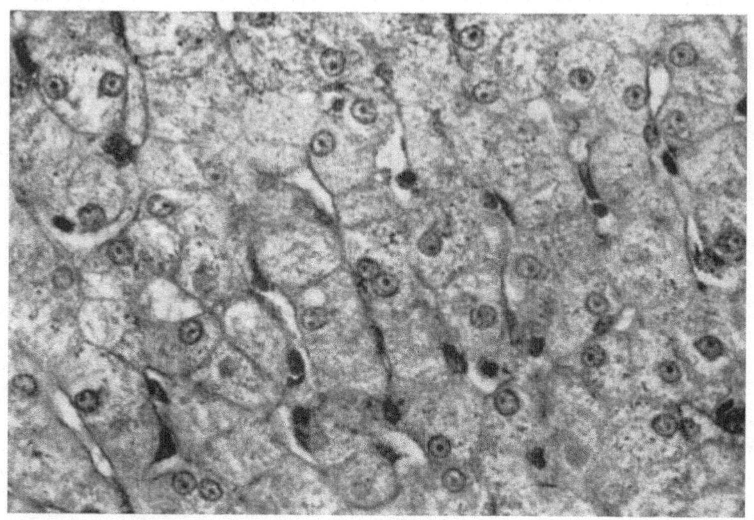

Abb. 3. Fettbeladene Kupffersche Sternzellen beim Hund mit Fettüberladungssyndrom [26]

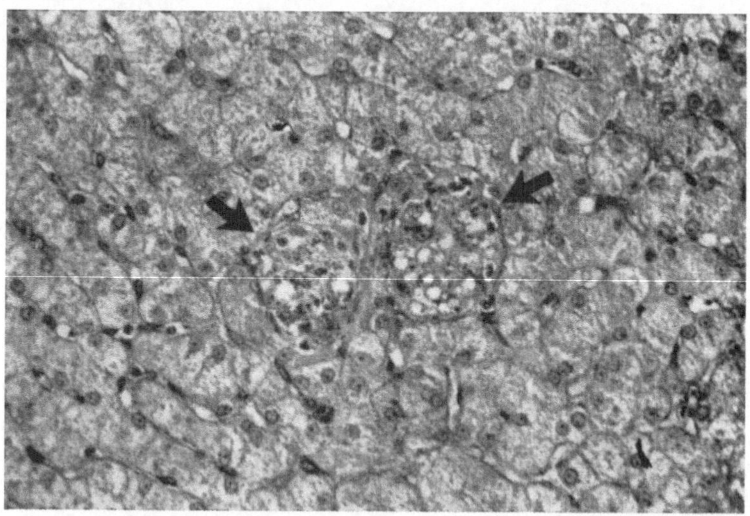

Abb. 4. Lipoidgranulomatose in der Hundeleber bei Fettüberladungssyndrom [26]

zellen im Bereich der Henleschen Schleife im Vordergrund. In geringerem Umfang war auch eine Glomerulumverfettung sichtbar. „Das Freibleiben von Fettinfiltrationen oder Fettspeicherungen der Schleimhaut des Magen-Darm-Traktus spricht für das Vorherrschen der ‚infiltrativen' Verfettung beim Übersättigungssyndrom, da wir Epithelverfettungen in der Schleimhaut des Verdauungskanals nur als fettige Degeneration kennen" (ELSTER).

Der gleiche Pathologe fand bei einem 58 Jahre alten *Kranken mit Magencarcinom*, der *in 23 Tagen 1,45 kg Fett* mittels Infusionen erhalten hatte und 15 Std nach der letzten Infusion ad exitum gekommen war, vor allem eine starke Fettaufnahme durch die Zellen des RES in Leber und Milz. Letztere war gleichsam in einen Fettschwamm umgewandelt. Dabei fanden sich außerdem deutliche Proliferationsvorgänge am RES. Diese Veränderungen nach Langzeittherapie lassen nach ELSTER an eine (passagere?) funktionelle Blockade dieses Systems denken, wenn auch WADDELL u. Mitarb. fanden, daß die Blockade des reticulo-endothelialen Systems keinen Einfluß auf die Fettklärung ausübt.

Nachdem das Fett-Übersättigungssyndrom erst nach einer Infusionsserie bei anfänglich reizloser Verträglichkeit beobachtet worden ist, liegt der Gedanke nahe, daß es sich um eine langsam fortschreitende Eliminationsstörung gegenüber dem parenteral zugeführten Fett handelt. Diese könnte ihre Ursache in einer Überladung des Transportsystems und einem Versagen der Eliminationsmechanismen haben. Daher ist es ratsam, die intravenöse Zufuhr von Fettemulsionen dann abzubrechen, wenn das Blutserum 24 Std nach der letzten parenteralen Fettgabe noch stark lipämisch sein sollte. Die *gesamte Symptomatik* ist *reversibel, wenn die parenterale Fettzufuhr rechtzeitig abgesetzt* wird. *Aus Gründen der Vorsicht* empfehlen die meisten Hersteller, bei täglicher intravenöser Fettgabe *nicht mehr als 14 Flaschen* der 15%igen Fettemulsion hintereinander zu infundieren.

In der Zeit der Erprobung neuer Präparate wurden bei den Nebenwirkungen auch eine Reihe von Frühreaktionen registriert. Mit der laufenden Verbesserung der Fettemulsionen ist ihre Häufigkeit stark zurückgegangen. Sie liegt jetzt etwa bei 2%.

Die *Frühreaktionen* umfassen Reifen- und Beklemmungsgefühl im Thorax, Frösteln, Fieber, Tachykardie, Blutdruckabfall, Gliederschmerzen bis zu heftigen Rücken- und Knochenschmerzen, sowie fliegende Hautröte. Diese Beschwerden sind nicht von der applizierten Dosis abhängig. Sie verschwinden mit der Unterbrechung der Infusion.

Ursächlich werden verschiedene Möglichkeiten diskutiert:

1. *Toxisch wirkende Bestandteile* der Fettemulsionen, z. B. einige Phosphatidfraktionen *im Emulgator*. Mit der Verbesserung der Fabrikationstechnik kommen derartige Substanzen kaum noch in Betracht.

2. Die Anwesenheit *pyrogener Stoffe* dürfte bei einem einwandfreien Fabrikationsprozeß ausgeschlossen sein.

3. *Toxische Abbauprodukte der Fette:* In erster Linie haben sich kurzgliedrige Fettsäuren als toxisch erwiesen. In den therapeutisch gebräuchlichen Fettemulsionen sind allerdings langgliedrige Fettsäuren enthalten. Sobald sie durch den physiologischen Klärungsmechanismus im Blut (Lipoproteinlipase) freigesetzt sind, werden sie an Albumine gebunden und verlieren dadurch ihre Toxicität.

4. Gegen die Vorstellung einer *Überlastung der Leber* spricht die Beobachtung, daß diese Nebenwirkungen schon kurz nach Infusionsbeginn auftreten.

5. Eine *allergische Reaktion* dürfte nicht vorliegen, da keine Sensibilisierung bekannt ist und Antihistaminica erfolglos geblieben sind.

6. Da es sich um Reaktionen handelt, die zu Beginn einer Infusion und oft nur bei der ersten Begegnung mit einer Fettemulsion auftreten, ist die Vermutung geäußert worden, daß es sich um *anaphylactoide Reaktionen* handelt. Nach intraperitonealen Fettinfusionen hat man bei Ratten eine Schädigung peritonealer Mastzellen beobachtet. Aus ihnen treten Granula aus, die sich auflösen und Heparin und Histamin freisetzen. Es wäre vorstellbar, daß Hautrötung, Juckreiz und Leibschmerzen von der Einwirkung des freigesetzten Histamins herrühren.

7. Die Möglichkeit von *Fermentaktivierungen* erscheint nicht ausgeschlossen. Für diese fehlt jedoch jeder Beweis.

8. Man hat schließlich daran gedacht und auch einige Anhaltspunkte dafür gefunden, daß in gewissen Fällen die im Klärungsprozeß freiwerdenden Fettsäuren rasch oxydiert werden, wodurch es „physiologischerweise" zu einer endogenen vermehrten Wärmeproduktion kommt. Bisher handelt es sich meist um spekulative Gedankengänge.

Wahrscheinlich sind die *früh auftretenden Nebenwirkungen Oberflächenreaktionen*, die durch die Begegnung zweier physikalisch-chemisch verschiedener makromolekularer Systeme (Blut-Fettemulsion) zustande kommen. Man hat sie daher in der ersten Zeit auch „*Kolloidreaktionen*" genannt. Die *Häufigkeit der Frühreaktionen*, die in den ersten Jahren der Fettinfusionstherapie mit 30% angegeben worden ist, hat mit der zunehmenden Verfeinerung des Herstellungsverfahrens rasch abgenommen. Die Angaben in der Literatur schwanken zwischen 1–3%. Wir haben sie nur in etwa 1% unserer Fälle beobachtet.

Mit der unmittelbaren Einbringung von Fett in die Blutbahn wurde Neuland betreten, dessen Erforschung immer wieder neue Probleme aufwirft. Die oral aufgenommenen Fette gelangen via Darmlymphe und Ductus thoracicus ins Blut, wenn man davon absieht, daß die kurzgliedrigen Fettsäuren nach ihrer Resorption unmittelbar über die Pfortader zur Leber gelangen. Bei der postprandialen Lipämie findet man mikroskopisch die als *Chylomikronen* bezeichneten Fettpartikel im Blutplasma, die mit einem

Eiweißfilm überzogen sind. Diese Transportform des Fettes wird bereits in der Darmwand, aber auch in der Leber gebildet. Das Chylomikroneneiweiß besteht aus 3 spezifischen Proteinen, die auch in den übrigen Lipoproteiden im Blutplasma vorkommen.

Ob die mittels intravenöser Fettinfusion direkt ins Blut eingebrachten Fettpartikel einer Emulsion nachträglich in der Blutbahn selbst mit einem Eiweißfilm umgeben werden, ist bis jetzt unbekannt. KINGSBURY u. Mitarb. nehmen an, daß sie wohl auf ähnliche Weise wie die alimentären Chylomikronen aus dem Blutstrom eliminiert werden. CARLSON u. HALLBERG fanden hinsichtlich der Eliminationsgeschwindigkeit keine größeren Unterschiede zwischen der untersuchten synthetischen Emulsion und den alimentären Chylomikronen.

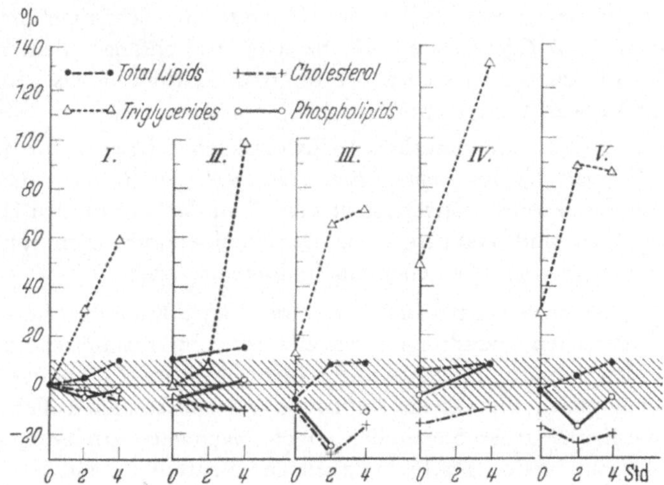

Abb. 5. Serumlipide während intravenöser Infusionstherapie mit Fettemulsionen [31]

Ähnlich wie bei der alimentären Lipämie ist das *während einer laufenden Fettinfusion entnommene Blutserum* je nach der Fettkonzentration und Einlaufgeschwindigkeit mehr oder weniger stark *lipämisch* getrübt. Es kommt zu einem beträchtlichen *Anstieg der Neutralfette* im Blutserum, dessen Höhe von der Zusammensetzung, Konzentration und Einlaufgeschwindigkeit der Fettemulsion abhängig ist. Die Cholesterinkonzentration im Serum verändert sich dagegen nur leicht, ebenso der Phosphatidspiegel [1, 8, 31]. Mittels fraktionierter Ultrazentrifugierung von Seren von Versuchstieren, die vorher eine radioaktiv markierte Fettemulsion intravenös erhalten hatten, fand man zunächst das markierte Triglyceridmaterial in den *Chylomikronen*, später in den leichten *β-Lipoproteiden* und in kleinen Mengen in den schweren *α-Lipoproteiden*. Die Chylomikronen werden am schnellsten aus der Blutbahn eliminiert. Man fand eine Halbwertszeit von 10 bis 30 min, je nach der Chylomikronenkonzentration. Wir konnten zeigen, daß die Konzentration der α-Lipoproteide nach Abschluß einer Einzelinfusion, stärker noch nach Beendigung einer Infusionsserie, abnahm. Dieser Befund wurde inzwischen aus Japan und den USA bestätigt.

Der Glyceridanteil der Chylomikronen wird intravasculär vermittels der *Lipoproteinlipase* gespalten. Es erfolgt eine starke Zunahme der *freien Fettsäuren* im Blutplasma, zusammen mit einem 20- bis 30fachen Anstieg der lipolytischen Aktivität des Blutplasmas. Die *freigewordenen Fettsäuren* treten in eine *Komplexverbindung mit den Serumalbuminen* ein und werden in dieser Form zu den Geweben des Intermediärstoffwechsels transportiert. In dieser „komplexen Bindung" können sie in vivo im Gegensatz zu den in vitro-Versuchen mit freien Fettsäuren keine signifikante Hämolyse verursachen. Daneben werden bei der Lipolyse aus den zugeführten Triglyceriden *niedere Glyceride* und *Glycerin* selbst frei und nach dem Verlassen der Blutbahn zu den Geweben des Intermediärstoffwechsels zum Abbau bzw. zur Verwertung transportiert.

Ebenso wie für die natürlichen Chylomikronen ist auch für die infundierten Fettpartikel das *hauptsächliche Aufnahmeorgan* die *Leber*. Die künstlichen Chylomikronen können, soweit sie nicht der intravasalen Hydrolyse anheimgefallen sind, von den Zellen des reticuloendothelialen Systems und den Parenchymzellen der Leber aufgenommen werden.

Die künstlichen Fettpartikel sind in der Lage, durch die Sinusoidporen in die Leberzellen einzudringen, wie elektronenmikroskopisch nachgewiesen werden konnte. Diluzio mit seinen Mitarbeitern konnte kürzlich elektronenoptisch die rasche Aufnahme einer besonderen Fettemulsion durch die Kupfferschen Sternzellen zeigen. Nach der Aktivierung des RES nahm die Eliminationsgeschwindigkeit der Neutralfette aus dem Blut zu. Mittels kleiner subcutan injizierter Heparindosen (etwa 5 E/ml Fettemulsion), die eine Freisetzung oder Aktivierung des Klärfaktors bewirken, kann die Elimination beschleunigt werden. Nach solchen Heparingaben war der Anstieg der freien Fettsäuren im Blutplasma wesentlich höher als bei der intravenösen Zufuhr von Fett allein. Dies ist der Ausdruck einer gesteigerten Lipolyse durch Heparin.

Die *Eliminationsgeschwindigkeit* verhält sich umgekehrt proportional zur injizierten Menge. Nach kurz aufeinanderfolgenden Infusionen wird sie länger. Unter physiologischen Bedingungen ist die *völlige Klärung des Serums spätestens nach 18 Stunden* erreicht, soweit es sich um eine einmalige Infusion von 1—1,5 g Fett/kg Körpergewicht gehandelt hat. Es wurden allerdings auch Langsamklärer festgestellt, die manchmal einen kumulativen Trübungseffekt zeigten. In solchen Fällen war die Trübungskurve noch nicht einmal 24 Std nach abgelaufener Fettinfusion zum Ausgangswert zurückgekehrt.

Die Eliminationsgeschwindigkeit ist weiter von der Art des Fettes und des Emulgators,der eingestellten Infusionsgeschwindigkeit und dem Funktionsverhalten der Eliminationsmechanismen abhängig. Sie erwies sich als *nicht* abhängig vom pH und der Titrationsacidität der verschiedenen Zubereitungen und auch nicht von der Fettsäurenzusammensetzung der verwendeten Fette. Sie war dagegen *in hohem Maße von dem zugesetzten Emulgator abhängig.* Am schnellsten wurde eine Emulsion geklärt, die als Emulgator ein gereinigtes Cerebrosid zusammen mit 1% Demal-14 enthielt, am langsamsten eine Emulsion, der 0,5% Phosphatide + 0,25% Triton zugesetzt waren. Die erstere war nach einer Stunde zu 73%, die letztere erst zu 28% aus dem Blut eliminiert [37]. Bei kachektischen Patienten erfolgte die Lipämie-Klärung rascher als bei gleichaltrigen Gesunden, ebenso bei Hyperthyreoten im Vergleich zu Hypothyreoten. Nach erfolgreicher Therapie mit Trijodthyronin konnten Myxödemkranke infundierte Triglyceride wesentlich rascher eliminieren als vorher.

Ein Teil der aus den zugeführten Triglyceriden freigewordenen Fettsäuren scheint vorübergehend in die Leberphosphatide eingebaut zu werden, ein Teil in die Zellen zu gelangen und im Intermediärstoffwechsel verwertet zu werden. Die *Aufnahmekapazität* ist jedoch *nicht unbegrenzt.* Bei Hunden liegt das Limit bei 2–3 g Fett/kg/Tag. Bei starker, vor allem kurz aufeinanderfolgender Überschreitung treten Nebenwirkungen in Form des bereits erwähnten „Übersättigungssyndroms“ auf. Um welche Störungen im einzelnen es sich dabei handelt, ist trotz intensiven Forschens bis heute nicht bekannt. Auf Grund nachgewiesener reversibler *Leberfunktionsstörungen* nach protrahierter in täglichem Abstand hintereinander erfolgender Fettinfusion untersuchte man excidierte Leberstückchen und -punktate histologisch. Man fand in den Kupfferschen Sternzellen um die Zentralvene herum ein bisher nicht beobachtetes braunes lipoidhaltiges Pigment. In leberbioptisch kontrollierten Fällen war es manchmal schon eine Woche nach Absetzen der Fettinfusion nicht mehr nachweisbar, in einzelnen Fällen fand es sich noch nach 18 Monaten. Dasselbe Pigment fand sich manchmal auch in den Makrophagen der Milz. Außerdem konnte es auch in Lymphknoten und im Knochenmark nachgewiesen werden. Von den amerikanischen Autoren, welche das „Fettüberladungssyndrom“ als erste beschrieben hatten, wurden diese Ablagerungen als "intravenous fat pigment" bezeichnet.

Elektronenmikroskopische Untersuchungen des Lebergewebes von Ratten, die an 30 aufeinanderfolgenden Tagen täglich intravenöse Infusionen einer Sojaöl-Eiphosphatid-Emulsion erhalten hatten, zeigten 7 Tage nach Absetzen der Infusionen Pigmentgranula aus Lipidmaterial, um die Gallenkanälchen angeordnet, die im Laufe der Monate an Größe zunahmen. Das endoplasmatische Zellreticulum war auseinandergewichen und die Mitochondrien waren geschwollen. Cholinmangelernährte und zugleich

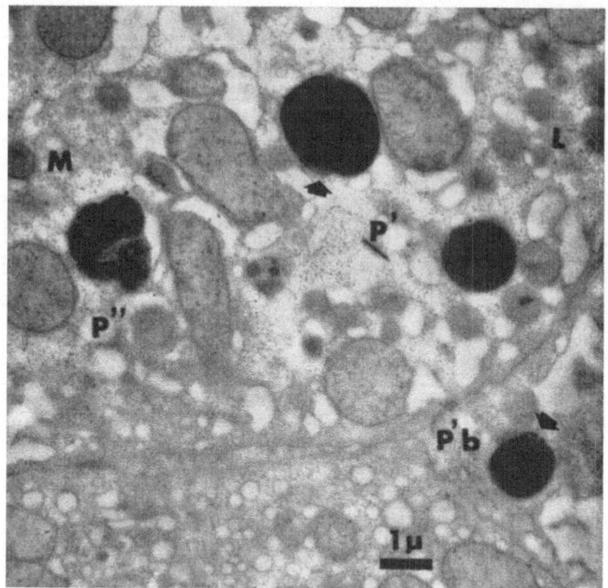

Abb. 6. Fettpigment in einer Leberzelle beim Hund mit Fettüberladungssyndrom (elektronenmikroskopisch) [26]

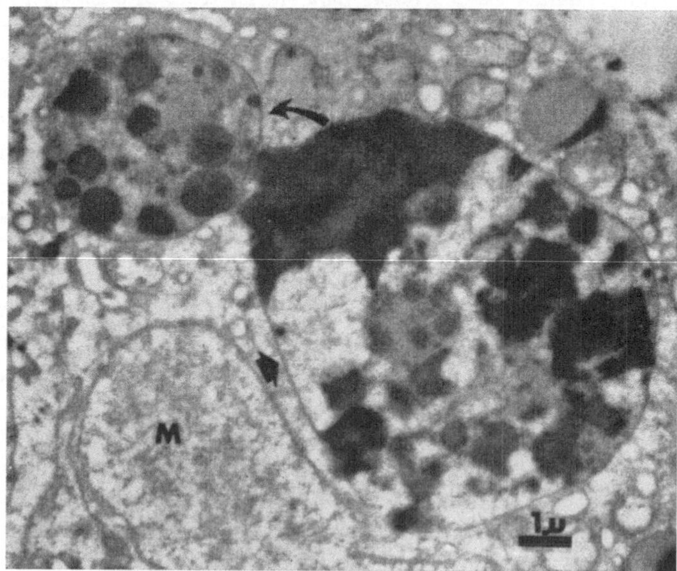

Abb. 7. Fettpigment in Kupfferscher Sternzelle beim Hund mit Fettüberladungssyndrom (elektronenmikroskopisch) [26]

mit Fettinfusionen behandelte Ratten wiesen wesentlich stärkere endoplasmatische Veränderungen mit erheblicher Vacuolenbildung auf als die mit einer Laborstandarddiät versorgten Tiere [4]. Nachdem bekannt ist, daß intravenös zugeführtes Fett außerhalb des RES höchstens bis zu 24 Std gespeichertwird, könnte man daran denken, daß bei derartigen Fällen das parenteral zugeführte Fett nicht vollständig verbrannt wird. Ähnlich wie andere Fremdsubstanzen wird es von den Zellen des RES aufgenommen, die nur unvollkommen mit den Fermenten des Triglyceridabbaues ausgestattet sind. Zöllner nimmt an, daß es sich um Ablagerungen des Unverseifbaren aus den verwendeten Ölen handelt. Die Amerikaner denken an inhomogene Fraktionen von Phosphatiden mit toxischer Wirkung. Etwas Sicheres ist bis jetzt allerdings nicht bekannt [4].

Verträglichkeitsstatistiken bei kranken Menschen weisen oft ernste Mängel auf. Häufig finden sich nur ungenügende Angaben über die Grundkrankheit, ihren Schweregrad, komplizierende Begleitkrankheiten und vor allem über den Ernährungszustand. Untercalorisch ernährte Kranke, die oral nicht ernährt werden können, vertragen Fettinfusionen gewöhnlich gut, nicht dagegen Kranke mit Fieber, Leber- und Pankreaserkrankungen und Hyperlipidämien. Ehe man Nebenwirkungen auf die intravenöse Zufuhr einer Fettemulsion bezieht, müssen alle subjektiven Beschwerden vorher darauf geprüft werden, ob sie nicht auch auf die Grundkrankheit bezogen werden können.

Es muß noch auf die *Stellung der Fettinfusion im Rahmen der parenteralen Ernährung* eingegangen werden. Bestechend ist die calorische Verbesserung der Ernährung. Mit 1 l 5%iger Glucoselösung lassen sich 200 Calorien, mit 1 l einer handelsüblichen Fettemulsion dagegen läßt sich die achtfache Calorienmenge zuführen. Zusammengefaßt sind folgende Vorzüge unbestritten:

Tabelle 3. *Caloriengehalt gebräuchlicher Infusionslösungen pro Liter*

Plasma	200
Glucose 5%	205
Citratblut	206
Aminosäuren 5%	215
Aminosäuren 3,3% + Glucose 5%	307
Glucose 10%	410
Aminosäuren + Glucose + Äthanol 5%	662
Fett 10% (+ Kohlenhydrat 5%)	1150
Fett 15% (+ Kohlenhydrat 5%)	1600
Glucose 40%	1640

Tabelle 4. *Vorzüge der Fettinfusionstherapie mit Fettemulsionen für die parenterale Ernährung*

1. Hoher Brennwert in relativ kleinem Flüssigkeitsvolumen: 1 l einer 15%igen Fettemulsion enthält 1600 Calorien.
2. Infolge geringer Flüssigkeitszufuhr keine Kreislaufüberlastung.
3. Emulgiertes Fett entfaltet keine osmotische Wirkung.
4. Seine Verbrennung führt nicht zu toxischen Endprodukten.
5. Es wird rasch verstoffwechselt und gut ausgenützt.
6. Nebenreaktionen sind heute bei Verwendung bewährter Präparate selten.

Die Beschränkung der intravenösen Infusionstherapie mit Fettemulsionen auf fest umrissene, meist vitale Indikationen und ihre zeitliche Begrenzung zeigt schon, daß die parenterale Ernährung nicht ausschließlich auf der Fettzufuhr basieren kann. In kritischer Zeit kann man einem größeren Gewichtsverlust Einhalt gebieten und den Zellproteinabbau, der bei unzureichender Nachlieferung energiespendender Nahrung einsetzt, hemmen.

Sicher ist die *vollständige parenterale Ernährung* eine *ungewöhnliche Form*, die notwendigen Bau- und Betriebsstoffe dem Körper zuzuführen. Aber unter besonderen Umständen, in erster Linie in der Chirurgischen Klinik, muß dieser Weg, zumindest für eine begrenzte Zeit, unbedingt eingeschlagen werden. Dies gilt für alle Fälle, bei denen eine adäquate Ernährung eine wesentliche Voraussetzung oder wenigstens eine erfahrungsgemäß fördernde Wirkung auf den Heilungsprozeß ausübt. Wie eine solche parenterale Totalernährung zusammengesetzt sein muß, gilt es von Fall zu Fall zu entscheiden. Es hängt von der Ausgangslage ab, d. h. dem Ernährungszustand, dem Wasser- und Elektrolytbedarf, der Herzkraft, den Kreislaufverhältnissen und nicht zuletzt von der Nierenfunktion. Wir müssen davon ausgehen, ob es ausreicht, den bestehenden Zustand aufrecht zu erhalten, oder ob es erforderlich ist, Verluste auszugleichen oder darüber hinaus Material für den Wiederaufbau bereitzustellen. Abgesehen von dem Wasser- und Elektrolythaushalt wird man annehmen können, daß für einen bettlägerigen Kranken von mittlerem Körpergewicht, z. B. 70 kg, ein Minimumbedarf von 2000 kcal und 30 g Protein pro Tag erforderlich ist. Die Zufuhr der notwendigen Proteinmengen in Form von Blutplasma, Proteinhydrolysaten oder Aminosäurengemischen bereitet heute keine wesentlichen Schwierigkeiten mehr, wenngleich das jeweils notwendige Quantum und das im Einzelfall erforderliche Mengenverhältnis der einzelnen Aminosäuren zueinander noch immer nur in Annäherungswerten bestimmt werden kann. Nach operativen Eingriffen (Blutverlust, Gewebszerstörung, Aktivitätssteigerung der Nebennierenrindenfunktion) muß natürlich mehr Proteinmaterial zugeführt werden. Die Stickstoffbilanz ist von der Calorienzufuhr abhängig. Eine Erhöhung der Calorienzufuhr über den Mindestbedarf hinaus ist in vielen Fällen nützlich. Als Calorienquelle stehen Kohlenhydrate, Alkohol und Fett zur intravenösen Infusion zur Verfügung. Es ist fraglich, ob ein noch nicht unterernährter Organismus überhaupt Fett von außen benötigt, wenn man einmal von den essentiellen Fettsäuren absieht. Daß das Depotfett des Organismus im Bedarfsfall zur Verfügung steht, beweist der Zustand des Hungerns und Fastens. Das Depotfett wird bekanntlich mobilisiert und auf dem Blutwege zu den Orten der Verbrennung weitergeleitet. 1 kg Fett liefert etwa 9000 kcal. Die Menge Depotfett eines Menschen in mittlerem Ernährungszustand sollte für den Bedarfsfall und die kritische Zeit eigentlich ausreichen, um einen zusätzlichen Calorienbedarf im Rahmen einer parenteralen Ernährung zu befriedigen. Es erhebt sich die Frage, ob unter solchen Bedingungen überhaupt *Fett als Calorienquelle* zugeführt werden *muß*. Manche Autoren vertreten den Standpunkt, daß *Alkohol* zur Energielieferung in kürzerer Zeit zur Verfügung steht als Fett. Die Angaben, wie hoch die Stoffwechselrate für Alkohol ist, schwanken zwischen 9,1 und 14 ml/Std. Wenn man im Durchschnitt 10 ml/Std annimmt, könnte man theoretisch 240 ml/24 Std Alkohol infundieren, ohne eine Trunkenheit zu erzeugen. Man würde damit bei der Annahme eines Caloriengehaltes von 7 kcal/ml in der Stunde 70 kcal, in 24 Std also etwa 1700 kcal allein in Form von Alkohol als 10%ige wäßrige Lösung zuführen können. Mittels eines Polyäthylenkatheters kann man aber mit der gleichen Flüssigkeitsmenge fast 1000 kcal in Form einer 10%igen Zuckerlösung hinzufügen, ohne daß es zur Venenwandreizung kommt. Gibt man jedoch beispielsweise 250 g Lävulose in $2^1/_2$ l Wasser intravenös, so würden bereits 100 g Alkohol ausreichen, um 1700 kcal in 24 Std zuzuführen. Hinzu käme die der Infusion zugesetzte Proteinmenge. Eine noch höhere Calorienzufuhr wäre mittels stärker konzentrierter Glucose- oder Lävuloselösungen durch Einlegen eines Katheters in die Cava mit gleichzeitigen Heparingaben möglich.

Diesen Manipulationen gegenüber bietet die intravenöse Fettinfusion wesentliche Vorteile: Es ist mit ihr möglich, eine *hochcalorische Ernährung* in *geringem Flüssigkeitsvolumen* ohne *osmotischen Effekt* parenteral durchzuführen. Natürlich ist bei *Leberkranken* Alkohol nur in sehr begrenztem Umfang erlaubt bzw. in schwereren Fällen sogar verboten.

Eine abwechslungsreiche und schmackhafte *orale* Ernährung kann in zivilisierten Ländern ohne Fett nicht zubereitet werden. Ob eine parenterale Ernährung *aus Gründen einer ausreichenden Calorienzufuhr* wirklich Fett enthalten muß, ist eine Frage, die der Kliniker dem Ernährungsphysiologen zur Beantwortung überlassen muß.

Schlußfolgerungen für die Anwendung in der Klinik

Die zusätzliche Verwendung von Fettinfusionen im Rahmen der parenteralen Ernährung bedeutet einen wesentlichen Fortschritt. Es liegen bereits *einige* fest *umrissene Indikationen* vor, andere sind infolge des noch zu kleinen Beobachtungsgutes fraglich.

Es sollten pro Tag *nicht mehr als 1,5 g Fett pro Kilogramm Körpergewicht* verabreicht werden. Keinesfalls dürfen mehr als 2 Flaschen einer 15%igen Fettemulsion zu je 500 ml innerhalb von 24 Std intravenös infundiert werden. Selbst wenn manche Fettemulsionen beim Gesunden eine relativ hohe Infusionsgeschwindigkeit zulassen (z. B. 40 g Fett/Std), ohne daß akute Unverträglichkeitszeichen auftreten, sollte man bei Kranken in Anpassung an die orale Fettaufnahme *nur 10 bis 15 g Fett/Std* intravenös infundieren. Schätzungsweise beträgt die Fettmenge, die aus dem Ductus thoracicus in die venöse Blutbahn einströmt, bei Durchschnittsernährung stündlich 6—10 g. Insgesamt sollten in einer Infusionsserie nicht mehr als 1 500 g Fett intravenös verabreicht werden, und zwar in täglichen Mengen von höchstens 75 g über einen Zeitraum von 20 Tagen. Bei vergleichenden Untersuchungen mit verschiedenen Fettemulsionen ist die *Angabe der jeweils infundierten Fettmenge*, der *Infusionsgeschwindigkeit* und die *Gesamtzahl der Fettinfusionen unerläßlich*.

Literatur

[1] ALEXANDER, C. S., and L. ZIEVE: Fat infusions. Toxic effects and alterations in fasting serum lipids following prolonged use. Arch. intern. Med. **107**, 514 (1961).

[2] BORGSTRÖM, B., and P. JORDAN: Metabolism of chylomicrone glyceride as studied by C^{14}/-glycerol-C^{14}/-palmitic acid labelled chylomicrones. Acta Soc. Med. upsalien **64**, 185 (1959).

[3] —, E. P. GEORGE, and T. OLIVECRONA: Chylomicrone metabolism. Fed. Proc. **20**, 928 (1961).

[4] CANHAM, J. E., L. D. JONES, N. W. KING, and R. A. LEVINE: Metabolic and toxicity studies of intravenously administered fat emulsions. Vortrag, I. Welt-Fett-Kongreß in Hamburg, 16. 10. 1964.

[5] CARLSON, L. A., and DAG HELLBERG: Studies on the elimination of exogenous lipids from the blood stream. The kinetics of the elimination of a fat emulsion and of chylomicrons in the dog after single injection. Acta physiol. scand. **59**, 52 (1963).

[6] CONNOR, W. E., J. C. HOAK ,and E. D. WARNER: Massive thrombosis produced by fatty acid infusion. J. clin. Invest. **42**, 860 (1963).

[7] DILUZIO, N. R., and S. J. RIGGI: The development of a lipid emulsion for the measurement of reticuloendothelial function. J. Reticuloendothelial Soc. **1**, 136 (1964).

[8] DOHRMANN, R., F. A. PEZOLD u. H. WELLER: Das Verhalten der Serumlipide und -lipoproteide frisch Operierter während intravenöser Fettinfusionen. Klin. Wschr. **1959**, 704.

[9] EDGREN, B.: The removal of artificial fat emulsions from the blood stream of dogs. Acta physiol. scand. **48**, 390 (1960).

[10] ELSTER, K.: Morphologisches Bild bei Fettinfusionen. Med. u. Ernähr. **4**, 61 (1963).

[11] — Auswirkungen von Fettinfusionen auf parenchymatöse Organe. Vortrag, I. Welt-Fett-Kongreß, Hamburg 16. 10. 1964.

[12] EVERETT, M. A., W. D. BLOCK, and A. C. CURTIS: The effect of intravenous fat on serum lipids. J. invest. Derm. **30**, 333 (1958).

[13] GEYER, R. P.: Studies on the metabolism of intravenous fat emulsion. Vortrag, I. Welt-Fett-Kongreß, Hamburg 16. 10. 1964.

[14] GLUECK, H. I., F. E. VITERI, R. HOWARD, and J. F. MUELLER: The effect of intravenously administered fat on the coagulation mechanism. Amer. J. clin. Nutr. **13**, 8 (1963).

[15] HAVEL, R. J., and A. GOLDFIEN: The role of the liver and of extrahepatic tissues in the transport and metabolism of fatty acids and triglycerides in the dog. J. Lip. Res. **2**, 389 (1961).

[16] JORDAL, K., and B. CLAUSEN: Clinical use of intravenous fat emulsions in surgical patients. Experience of 1539 infusions to 200 patients. Dan. med. Bull. **10**, 1 (1963).

[17] —, and M. PETRI: Liver biopsies after intravenous fat emulsions. Dan. med. Bull. **10**, 9 (1963).

[18] JORDAN, P. H.: Use of intravenous fat emulsion in management of surgical patients. Arch. Surg. **76**, 794 (1958).

[19] KINGSBURY, K. J., K. E. D. SHUTTLEWORTH, and D. M. MORGAN: A study of plasma glyceride clearance. Clin. Sci. **23**, 251 (1962).

[20] LEVENSON, S. M., H. L. UPJOHN, and T. W. SHEEHY: Two severe reactions following the long-term infusion of large amounts of intravenous fat emulsion. Metabolism **6**, 807 (1957).

[21] MENG, H. C.: Proceedings of a conference on fat emulsions for intravenous nutrition. Nashville/Tennessee/USA 1963.

[22] —, T. KUYAMA, and J. S. KALEY: Studies on anemia following multiple infusions of fat emulsions. Vortrag, I. Welt-Fett-Kongreß, Hamburg 16. 10. 1964.

[23] MUELLER, J. F.: Studies of the phenomenon of the clearing of infused fat emulsions from human blood and its relationship to the febrile reaction. J. Lab. clin. Med. **50**, 267 (1957).

[24] —, and F. E. VITERI: Clinical studies in patients receiving long-term infusions of fat emulsion. J. Okla. State med. Ass. **53**, 367 (1960).

[25] NAFTALIN, L.: Blood ketone and plasma NEFA levels in the immediate post-operative period. Clin. chim. Acta 7, 614 (1962).

[26] NEGLIA, W., L. BURROWS, S. W. THOMPSON, and F. SCHAFFNER: Ultrastructural studies of hepatic pigment following administration of intravenous fat. Lab. Invest. **12**, 378 (1963).

[27] ORÖ, L., and A. WRETLIND: Pharmacol. effects of fatty acids, triolein and cottonseed oil. Acta pharmacol. (Kbh.) **18**, 141 (1961).

[28] PEZOLD, F. A.: Lipide und Lipoproteide im Blutplasma. Berlin-Göttingen-Heidelberg: Springer 1961.

[29] — Untersuchungen zur Dynamik des Fetttransports intravenös infundierter Fettemulsionen. Verh. Dtsch. Ges. inn. Med. **68**, 542 (1962).

[30 — Untersuchungen und Beobachtungen über intravenöse Fettinfusionen in der Inneren Klinik. In: LANG, K.: Parenterale und Sondenernährung. Wiss. Veröff. Dtsch. Ges. f. Ernährung. Darmstadt: Steinkopff 1963.

[31] — Lipoprotein patterns in human serum in connection with changes in the various lipid concentrations during and after therapeutical intravenous fat infusions. In: PEETERS, H.: Protides of the biological fluids. Vol. **10**. Amsterdam: Elsevier Publ. Company 1963.

[32] — Fettinfusionen bei Niereninsuffizienz. Vortrag, I. Welt-Fett-Kongreß, Hamburg 16. 10. 1964.

[33] SALKY, N. K., N. R. DILUZIO, D. B. POOL, and A. J. SUTHERLAND: Evaluation of reticuloendothelial function in man. J. Amer. med. Ass. **187**, 744 (1964).

[34] SCHULZ, H., u. J. WEDELL: Elektronenmikroskopische Untersuchungen zur Frage der Fettphagocytose und des Fetttransportes durch Thrombocyten. Klin. Wschr. **1962**, 1114.

[35] STEVENSON, T. D., and L. REED: The effect of an intravenous fat infusion on blood coagulation. Amer. J. clin. Nutr. **7**, 585 (1959).

[36] *Symposion on intravenous fat emulsions*. Metabolism **6**, No. 6, Part II, November 1957.

[37] WADDELL, W. R., R. P. GEYER, I. M. SASLAW, and F. J. STARE: Normal disappaerance curve of emulsified fat from the blood stream and some factors which influence it. Amer. J. Physiol. **174**, 39 (1953).

[38] WATKIN, D. M.: Clinical, chemical, hematologic and anatomic changes accompanying repeated intravenous administration of fat emulsion to man. Metabolism 6, 785 (1957).

[39] WITTE, S., D. BRESSEL, K. TH. SCHRICKER u. H. SCHÖN: Über den Einfluß eines intravenös injizierbaren Fettpräparates auf die Blutgerinnung. Klin. Wschr. **1962**, 459.

[40] — Klinisch-gerinnungsphysiologische Befunde bei intravenöser Fettzufuhr. Vortrag, I. Welt-Fett-Kongreß, Hamburg 16. 10. 1964.

[41] WRETLIND, A.: Intravenous alimentation with fat emulsions. Vortr. I. Welt-Fett-Kongreß. Hamburg 16. 10. 1964.

[42] ZÖLLNER, N.: Parenterale Ernährung mit Fettemulsionen. Therapiewoche **13**, 592 (1963).

[43] — Die Verwendung von Fettemulsionen bei der parenteralen Ernährung. In: LANG, K.: Parenterale und Sondenernährung. Wiss. Veröffentl. Dtsch. Ges. f. Ernährung. Darmstadt: Steinkopff 1963.

Zu den Problemen der parenteralen Ernährung mit Fettemulsionen

Von **A. Wretlind**

Aus dem Staatlichen Institut für Volksgesundheit, Abteilung für Ernährung und Lebensmittelhygiene, Stockholm, Schweden
(Direktor: Prof. Dr. A. Wretlind)

Im Anschluß zur Diskussion über Toxicitätsuntersuchungen beim Hunde von Herrn Kollegen Pezold möchte ich über einigen Toleranzuntersuchungen mit Fettemulsionen in Verbindung von vollständiger parenteraler Ernährung an Hunde berichten. Unter allen den verschiedenen Nährstoffen wurden 2,25 g Glucose, 2,25 g Aminosäuren (Aminosol) und 6 g Fett (20%igem Intralipid) pro Tag gegeben. Die Fettmenge entspricht etwa drei Viertel des Calorienbedarfs. Die vollständige parenterale Ernährung wurde an zwei Hunden während einer Versuchsperiode von 10 Wochen verabreicht. Die Resultate zeigten, daß die Hunde an Gewicht zunahmen und ein positives Gleichgewicht während der Versuchsperiode beibehielten. Der Gehalt an Hämoglobin, der Hämatokritwert, die Erythrocyten und Plasmaproteine wurden nur leicht verändert. Der Gehalt an Triglyceriden, Phosphatiden und Cholesterin zeigte nur eine mäßige Steigerung. Bei der nach Abschluß der Versuche vorgenommenen Autopsie wurden keine makroskopischen Veränderungen in den Organen wahrgenommen. Diese Untersuchungen haben nachgewiesen, daß Hunde eine längere Periode hindurch nur durch intravenöse Zufuhr von Nährstoffen ernährt werden können, ohne daß hierdurch manifeste metabolische oder pathologische Veränderungen verursacht werden.

In vielen Fällen — wo es mit intravenöser Ernährung nötig ist — ist der Calorienbedarf weit über den Grundumsatz hinaus verstärkt. Das heißt, daß Fettmengen zugeführt werden müssen, die mehr als dem Grundcalorienbedarf entsprechen, damit Caloriengleichgewicht erreicht wird. Für langfristige intravenöse Verabreichung von Fett ist es notwendig, durch praktische Versuche nachzuweisen, daß große Fettmengen intravenös verabreicht werden können, ohne toxische Wirkungen hervorzurufen. Was angestrebt wird, ist, eine Fettemulsion zu erlangen, mit der praktisch der gesamte Calorienbedarf gedeckt werden kann. Daß das ein vernünftiges Ziel ist, kann unter anderem durch die Tatsache gerechtfertigt werden, daß beim Hungern der größere Teil des Calorienbedarfs eines Organismus durch den Metabolismus vom Körperfett gedeckt wird. Folglich ist die Forderung berechtigt, daß die Verträglichkeit einer Fettemulsion derart sein muß, daß man die gleichen Resultate damit ohne Nebenreaktionen erzielen kann.

Hunde sind für die praktischen Toleranzversuche mit Fettemulsionen am besten geeignet, weil ihr gesamter Calorienbedarf, der etwa 80 Calorien/kg beträgt, durch Infusion mäßiger Fettmengen gedeckt werden kann. Das entspricht 9 g Fett/kg. Hunde haben auch den Vorteil, daß Übelkeit, Erbrechen und andere Nebenwirkungen leicht registriert werden können.

Vorliegende Studie umfaßt Toleranzuntersuchungen an Hunden. Es wurden Versuche durchgeführt, bei denen 9 g Fett pro kg Körpergewicht und Tag den Hunden über eine festgelegte Versuchsperiode von achtundzwanzig Tagen intravenös verabreicht wurden. Die untersuchten Fettemulsionen waren Infonutrol, Intralipid und Lipofundin. Die Hunde wurden während 5—6 Std pro Tag in Pavlovstellungen infundiert. Alle 27 Hunde, die Intralipid erhielten überlebten die Versuchsperiode. Im Durchschnitt stieg das Körpergewicht mit 14%. Im Gegensatz hierzu starben alle Tiere, denen die beiden anderen Fettemulsionen verabreicht worden waren (8 Hunde erhielten Lipofundin und 4 Hunde Infonutrol) vor Ablauf der Versuchsperiode. Die Zeit des Überlebens schwankte von 3 bis zu 23 Tagen. In praktisch allen diesen Fällen waren die hervorstechendsten Symptome Anorexie, Erbrechen, Lethargie und Blutungen vom Magen-Darmkanal und Harnwegen. Fettige Degenerationen und Nekrose der Leber wurden bei allen letalen Fällen beobachtet.

Alle Tiere, die Intralipid erhalten hatten, wurden getötet und histopathologisch untersucht. Das Vorhandensein von „intravenous Fat Pigment" in der Leber, Milz und im Knochenmark wurde festgestellt. Anzeichen von groben Leberschädigungen wurden nicht beobachtet. In einigen Fällen wurden Mikrogranulome in Leber und Milz gefunden.

Die Wirkung auf den Gehalt des Blutes an Hämoglobin, Phosphatiden, Triglyceriden und Cholesterin wurde untersucht. Es wurde gezeigt, daß die Baumwollsamenölemulsionen (Lipofundin und Infonutrol) ausgeprägtere Anämien und einen stärkeren Anstieg des Triglycerid- und Cholesteringehaltes verursachten als die Sojabohnenölemulsionen (Intralipid). Andererseits bewerkstelligten die Sojabohnenölemulsionen eine größere Steigerung der Plasma-Phosphatidkonzentration. Bei einer Herabsetzung der Phosphatidkonzentration in der Emulsion von 1,2% auf 0,6% ergab sich nur eine leichte Zunahme der Phosphatide und Triglyceride im Blut. Die Zahl der weißen Blutkörperchen stieg auffallend an, wenn die Baumwollsamenölemulsionen verabreicht wurden, während die Sojabohnenölemulsionen nur geringfügige Änderungen verursachten.

Nach unseren klinischen Erfahrungen kann eine Sojabohnenölemulsion wie Intralipid schneller und in größerer Menge, als Professor PEZOLD von Baumwollsamenölemulsionen gesagt hat, infundiert werden. Wir verabreichen dieser Sojabohnenölemulsion in Mengen von 2 g pro kg Körpergewicht innerhalb 4—8 Std, allerdings bei gleichzeitiger Gabe von Aminosäuren und Glucose oder Fructose. Auch wenn die täglichen Infusionen über Wochen gegeben werden, vertragen die Patienten diese ohne Nebeneffekte.

Erfahrungen mit der parenteralen Ernährung in der Operations-Vor- und Nachbehandlung

Von **R. Frey** und **M. Halmágyi**

Aus dem Institut für Anaesthesiologie (Direktor: Professor Dr. med. R. Frey)
der Johannes Gutenberg-Universität, Mainz

Bei operierten Patienten werden durch die Anaesthesie und den chirurgischen Eingriff charakteristische Störungen in der Homoiostase ausgelöst. Deren Kenntnis ist für die Vor- und Nachbehandlung außerordentlich wichtig.

Natürlich läßt sich eine Störung des Wasser- und Elektrolythaushaltes, die nur auf einer mangelhaften Zufuhr beruht, bei Gesunden mit intakter Nierenfunktion leicht durch Lösungen entsprechender Zusammensetzung ausgleichen. Es ist jedoch wenig sinnvoll, den Wert solcher Infusionslösungen anhand ihrer Zusammensetzung zu besprechen, ohne die besondere *Art* der *Stoffwechselstörungen bei operierten Patienten* vorher zu analysieren.

Wir sind heute noch keineswegs imstande, in die innere Ordnung der Körperzelle selbst therapeutisch einzugreifen. Wir können nur einen kleinen Teil (nämlich den extracellulären Anteil) einer Stoffwechselstörung erfassen. Wir müssen deshalb den *prophylaktischen Maßnahmen gegen postoperative Stoffwechselstörungen* eine viel größere Bedeutung beimessen als früher. Die intravenöse Ernährung bei chirurgischen Patienten sollte schon in der unmittelbaren präoperativen Phase begonnen und entsprechend dem präoperativen Zustand, soweit vollwertig, wie es die Vorbereitungszeit erlaubt, gestaltet werden.

Bei jedem chronisch Kranken, bei Tumoren, Magenulcus, chronischer Eiterung usw., müssen wir mit einem *reduzierten Blutvolumen* rechnen. Daneben besteht fast immer eine *Hypoproteinämie*, oftmals verschleiert durch eine gleichzeitige Dehydration. Diese Patienten können schon bei Einleitung der Narkose in einen bedrohlichen Kreislaufzustand geraten. Ebenso beobachtet man bei Patienten, die vor einem größeren bauchchirurgischen Eingriff stehen, oft Störungen des *Elektrolythaushaltes*, insbesondere einen Kaliummangel.

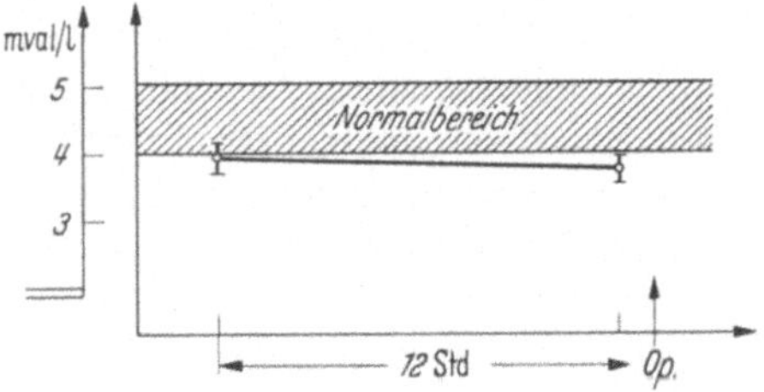

Abb. 1. Kaliumkonzentration im Serum vor großen bauchchirurgischen Eingriffen (30 Fälle)

Die Abb. 1 zeigt die präoperativen Durchschnittswerte von 30 Patienten vor größeren bauchchirurgischen Eingriffen. Diese liegen an der untersten Grenze der Norm.

Diese Patienten sind besonders in der postoperativen Phase hinsichtlich einer Darmlähmung hoch gefährdet.

Genau so gefährlich wie der Kaliummangel ist für die Darmfunktion ein chronischer Schockzustand: Durch die Zentralisation ,wie die Duesbergschen Forschungen zeigten, werden zwar Herz und Gehirn noch gut durchblutet, nicht mehr aber die Peripherie: Leider gehört der Darm (ebenso wie die Leber und die Nieren) zu den Organen, deren Blutversorgung im Schock auf Bruchteile der Norm gedrosselt wird. In dieselbe Richtung wirkt die Notfallsreaktion, die von SELYE „Stress, von CANNON und von LABORIT „Aggression" genannt wird. Der hierbei bestehende Sympathicotonus mit gleichzeitiger Ausschüttung der Katecholamine, Adrenalin und Noradrenalin drosselt die Durchblutung des Darmes wie aller Organe, die nicht unmittelbar für Kampf oder Flucht benötigt werden.

Besteht ein schwerer Schock oder Stress länger als 30 min., so ist die Darmschleimhaut nach BUCHBORN (Handbuch der Inneren Medizin) das erste Gewebe, an dem auch histologisch faßbare Schäden nachweisbar werden. Denn in der rasch regenerierenden Darmschleimhaut finden laufend so viele Zellteilungen statt, wie sonst nur im Knochenmark. Hierdurch ist die große Empfindlichkeit dieser beiden Gewebe gegenüber hypoxischen und toxischen Schäden erklärt.

Viele chirurgische Patienten werden unmittelbar präoperativ calorisch nicht ausreichend ernährt. Der Gesamtgehalt des Organismus an freiverfügbaren Kohlenhydraten beträgt etwa 400 g (entsprechend 1600 cal). Da der Organismus seinen Energiebedarf vorwiegend durch Verbrennung von Kohlenhydraten deckt, muß diese Menge ständig durch Zufuhr ersetzt werden. Ohne Kohlenhydratzufuhr werden die Leberglykogendepots rasch erschöpft. Die darauf einsetzende Zuckerneubildung aus Fett und aus Eiweiß führt zur völligen Ausbeutung der Eiweißreserven in der Leber. Diese Leber ist gegen aggressive Agenten, wie Anästhetika und andere Medikamente, schutzlos. Anschließend wird Muskelgewebe eingeschmolzen. Diese Eiweißverluste führen zu Störungen des Eiweiß- und Elektrolythaushaltes und zum Schock. Derartige Gefahren drohen manchen chirurgischen Patienten schon vor der Operation, falls er oral nicht ausreichend calorisch ernährt werden kann. Und sie können den Beginn eines Circulus vitiosus bedeuten, aus dem später nur noch schwer ein Ausweg zu finden ist.

Zusammengefaßt ist es die Aufgabe der Infusionstherapie schon vor der Operation:

1. das Blutvolumen aufzufüllen (Verhinderung einer Oligämie),
2. eine Anämie zu beseitigen,
3. die Eiweißfraktionen zu normalisieren
4. den Mineral- und Wasserhaushalt auszugleichen und
5. Stoffwechselstörungen zu beseitigen, d. h. das physiologische Gleichgewicht der Homoiostase wieder herzustellen, soweit es die Vorbereitungszeit erlaubt.

Weiterhin müssen bei der intravenösen Therapie in der intra- und postoperativen Phase die zu erwartenden Störungen der Homoiostase berücksichtigt werden. Diese Störungen sind in der Literatur unter dem Namen „postoperatives Syndrom" zusammengefaßt. Hierunter verstehen wir:

1. Eine *Einschränkung der Urinausscheidung* und die *Konzentrationsfähigkeit der Niere*. Nach einer kurzfristigen hohen Natriumausscheidung intra- und unmittelbar postoperativ kommt es zu einer Natriumretention mit unternormalen Serum-Natrium-Werten und mit Erhöhung der Wasserbestände des extracellulären Raumes. Diese Störungen finden wir bis zum 5.—6. postoperativen Tag (Abb. 2).

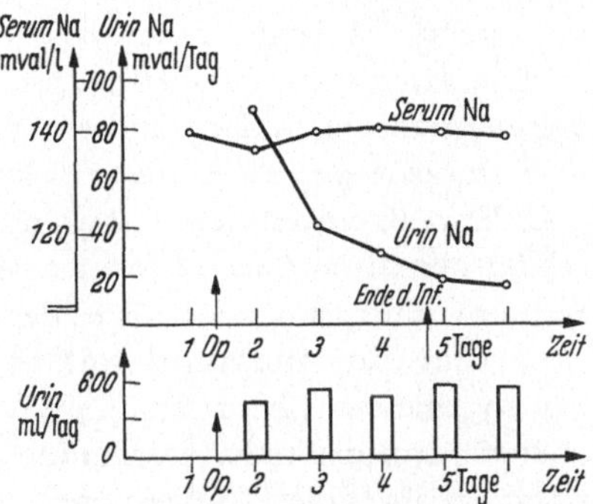

Abb. 2. Intra- und postoperative Veränderungen des Wasser- und Natriumhaushaltes (30 Fälle)

2. Ein Freiwerden von Kalium mit *hoher Kaliumausscheidung*, mit normalen oder unternormalen Serum-Kalium-Werten sowie mit herabgesetzten Erythrocyten-Kalium-Konzentrationen. Diese Veränderungen können wir über die ganze postoperative Phase beobachten (Abb. 3).

3. *Störungen der Glucoseverwertung* hauptsächlich am Operationstag.

4. Eine *ketogene Stoffwechsellage*, vorwiegend intraoperativ, begleitet von einer metabolischen Acidose, die von dem ersten postoperativen Tage ab durch eine respiratorische Alkalose kompensiert wird.

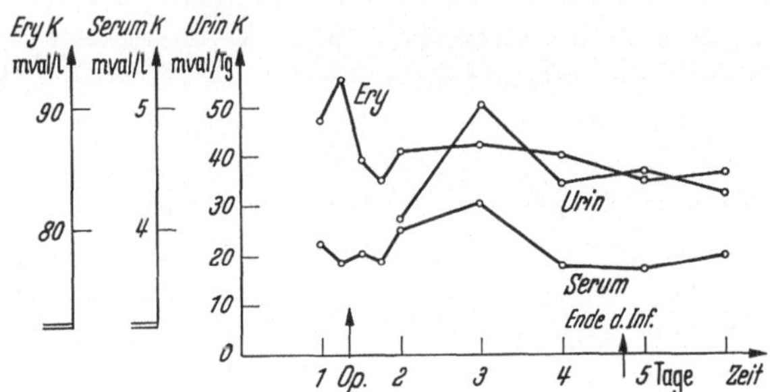

Abb. 3. Postoperative Störungen des Kaliumstoffwechsels (10 Fälle)

Es liegt nahe, die Veränderungen des Wasser- und Elektrolythaushaltes mit der *Stressreaktion* in Zusammenhang zu bringen: Die Natriumretention sowie die erhöhte Kaliumausscheidung sind als Ausdruck einer Nebennierenrindenhyperfunktion anzusehen. Auch die Zunahme des extracellulären Wassers spricht hierfür. Doch sind nicht alle Stoffwechselstörungen damit zu erklären.

Die *primäre Wasserretention* und die kurzfristige Natriumausschwemmung werden von einer erhöhten Inkretion von adiuretischem Hormon hervorgerufen.

Während der Narkose besteht eine herabgesetzte *Nierendurchblutung*. Die Tubulusfunktion bleibt auch darüberhinaus noch verändert. Eine glomerulo-tubuläre Imbalanz infolge leichter Minderdurchblutung der Niere ist für die Aufrechterhaltung der Natriumretention an den späteren postoperativen Tagen verantwortlich.

Die *ketogene Stoffwechsellage* wird durch eine Stoffwechselacidose, Verwertungsstörungen der Glucose und Fettverbrennung unterstützt.

Die *Freisetzung von Kalium* erfolgt durch die hochgradige Zellzerstörung und Eiweißverbrennung intra- und postoperativ. Dieser Eiweißverlust erklärt den intra- und postoperativen Kaliumverlust nicht ganz. Denn der Kaliumverlust ist größer, als es dem Zellzerfall entspricht.

Infolge Energiemangel werden die Glykogenreserven erschöpft und die sogenannte „Natriumpumpe" nicht mehr gewährleistet. Die postoperativ erniedrigte Konzentration von ATP und dessen Vorstufen unterstützt ebenfalls diese Folgerungen. Es kommt zur Verringerung des Membranpotentials; Kalium tritt aus der Zelle heraus und Natrium in die Zelle hinein. So kann man die zusätzlichen Kaliumverluste und den einigermaßen normalen Serum-Kaliumspiegel bei erhöhter Kaliumausscheidung sowie die unternormalen Serum-Natrium-Werte bei der Natriumretention erklären. Die Tatsache, daß die absolute Menge der Kaliumausscheidung unter der Norm liegt, ist durch die mangelhafte Kaliumzufuhr begründet.

Zusammenfassend kann man sagen: Die Narkose, das Operationstrauma, die Gewebsschädigung, die postoperative orale Flüssigkeits- und Nahrungskarenz sowie eventuelles Erbrechen oder Absaugen der Verdauungsflüssigkeit führen durch erhöhte Inkretion der Nebennierenrindenhormone und des ADH, durch Störung der Nierentätigkeit und der Glucoseverwertung und durch Abbau des Zelleiweißes und des Glykogens zum Verlust des intra- und extracellulären Kaliums, zur Retention des Natriums und des Wassers. Somit gerät der Organismus in einen Energiemangelzustand und verliert damit die Fähigkeit zur Restitution. Das Bild dieses sogenannten „postoperativen Syndroms" ist besonders bei älteren oder sonst geschwächten Patienten ausgeprägt: Sie werden kaltschweißig und blaß. Es besteht bei noch gutem Kreislauf und guter Atmung eine ausgesprochene Adynamie und eine Motilitätsstörung des Magen-Darm-Kanals; im fortgeschrittenen Stadium kommt es zu Tachykardie, Rest N-Erhöhung und komatösen Zuständen.

Um diesen Störungen vorzubeugen oder sie zu beheben und um die Zeit der Nahrungskarenz zu überbrücken, müssen wir also intravenös nicht nur Wasser und Elektrolyte, sondern auch Energie, Eiweiß und Vitamine zuführen. Gerade durch Energie- und Eiweißzufuhr lassen sich erhebliche Fortschritte erzielen.

Tab. 1 zeigt den ungefähren Tagesbedarf des normalen und des frischoperierten Erwachsenen ohne Sonderverluste durch Schwitzen, Fistel usw.

Tabelle 1. *Tagesbedarf des normalen und frischoperierten Erwachsenen*

		normal	Frischoperierte
Wasser ml/kg		30—45	40—60
Calorien cal/kg		1,0	35—40
Eiweiß g/kg		1,0	1,5—2,0
Elektrolyte mval	Na	90—180	50—70
	K	60—90	35—50

Ein täglicher Stickstoffverlust von 18 g und mehr nach größeren Operationen ist bei Frischoperierten keineswegs ungewöhnlich. Das Ausmaß dieser Verluste können wir am besten ermessen, wenn wir bedenken, daß dieser Tagesverlust etwa dem Abbau von 500 g Muskulatur pro Tag entspricht.

Diese Verluste bedeuten einen Tagesbedarf an Eiweiß von etwa $1^1/_2$ bis 2 g/kg Körpergewicht. Eine positive Stickstoffbilanz bei frischoperierten Patienten konnten wir bis jetzt durch intravenöse Ernährung allein nicht erreichen. Selbst bei Nichtoperierten ist eine positive Stickstoffbilanz ohne ausreichende Energiezufuhr nicht denkbar. Im allgemeinen heißt es, daß der Tagesbedarf an Calorien postoperativ bei etwa 35—40 cal/kg Körpergewicht liegt. Wir sind jedoch der Meinung, daß dieser Tagesbedarf oft unterschätzt wird. Wir müssen dabei auch bedenken, daß eine intravenöse Ernährung den O_2-Bedarf steigern kann. Bei einer Temperaturerhöhung um etwa 1° C steigt der Energiebedarf um weitere 200 cal/Tag an.

Aus diesen quantitativen Forderungen ergibt sich die Frage, durch *welche Lösungen* die Nährstoffe in ausreichenden Mengen zugeführt werden können:

In weiträumigen Entwicklungsländern, wie z. B. Brasilien, wird in den Urwaldspitälern auf die *Cocosmilch* als Infusionslösung zurückgegriffen: Eine noch nicht ganz reife Kokosnuß wird unter sterilen Kautelen durch die noch grüne Umhüllung hindurch angebohrt und mit einem unserer üblichen Infusionssysteme bestückt. Die Flüssigkeit ist angeblich steril. Sie enthält Kohlenhydrate, Salze, Vitamine und Aminosäuren. Allergien werden allerdings beobachtet.

Glücklicherweise stehen uns hier und heute *fertig hergestellte Lösungen* der verschiedensten Art in genau definierter Zusammensetzung zur Verfügung, deren Pyrogenfreiheit und Sterilität garantiert ist. Wir können jede Einzelkomponente der Ernährung getrennt steuerbar zuführen:

Die erforderlichen *Eiweißmengen* können entgegen einer weitverbreiteten Ansicht keineswegs durch die Zufuhr von Blut, Serum und Serumderivaten *allein* ersetzt werden. Die utilisierten Proteinmengen sind zu klein, z. B. bei 1000 ml Blut nur 36 g Eiweiß.

Die *Plasma*proteine können *nicht* unmittelbar von den Körperzellen verwertet, sondern müssen erst zu *Aminosäuren abgebaut* werden. Da dies mit relativ geringer Geschwindigkeit geschieht, erfolgt die Eiweiß*neu*bildung *aus freien Aminosäuren* wesentlich *schneller* als aus den Plasmaproteinen. *Humanserumalbuminzufuhr* ist nur angebracht, wenn das Gesamteiweiß oder die Serumalbuminkonzentration erniedrigt sind. Für den kurzfristigen Aufbau an Körpereiweißen sollten *Aminosäuregemische* infundiert werden. Der Nutzeffekt der handelsüblichen Lösungen wird je nach Ausgangslage und Krankheitsbild des Patienten variieren. Die Kontraindikationen, von denen die Niereninsuffizienz mit RN-Anstieg an erster Stelle steht, müssen natürlich beachtet werden.

Die erforderlichen Energiebeträge können wir intravenös durch Infusion von Zucker, Zuckeralkoholen, Äthanol und Fett decken. Bei Zufuhr von Zucker und Fett sollte das Verhältnis 3 : 1 in g betragen. Denn bei ausschließlicher Fettverbrennung liegt ein erhöhter Bedarf an Sauerstoff vor. Dies kann unter Umständen zu respiratorischen Komplikationen führen. Bei gleichzeitiger Zuckerzufuhr aber werden die Kohlenhydrate in ausreichender Menge Sauerstoff zur Verfügung stellen. Von dem infundierten Fett verschwinden pro Stunde etwa 10—15 g aus dem Serum. Bis Bestehen einer Restlipinie sollten keine weiteren Fettinfusionen verabreicht werden (Plasmakontrolle). Verwertet werden dagegen nur 6—9 g/Std. Die maximale Tagesmenge beträgt nach unserer Erfahrung etwa 1,5 g/kg Körpergewicht. Daher sollte man von den 10—15%igen Fettlösungen nicht mehr als 60 ml/Std einlaufen lassen; dies bedeutet eine Tropfgeschwindigkeit von maximal 15—20 Tropfen pro Minute. Jedes Gramm Fett bedeutet 9,3 cal; so ist es möglich, durch intravenöse Fettzufuhr 800—9000 cal/Tag zuzuführen. Kontraindikationen bestehen bei Lebererkrankungen, Schock, akutem Leberschaden, Koma, Coagulopathien und in der Schwangerschaft. Die Hypercoagulabilität des Blutes ist durch Zugabe von Heparin (5 IE auf 1 ml Fettlösung) zu vermeiden. Dagegen sind bei langdauernder Anwendung selbst bei niedriger Dosierung Lebervergrößerung, Hyperbilirubinämie, Anämie und verlängerte Blutungszeit zu beobachten.

Gibt man in der postoperativen Phase *Glucose*, so stellt man fest, daß der Blutzuckerspiegel *stark erhöht* wird. Besser verwertet werden Lävulose und *Honiglösungen* (diese bestehen aus *Invertzucker*, d. h. je zur Hälfte aus Lävulose und Dextrose) (Abb. 4).

Infundiert man *calorienspendende Substanzen* und versucht gleichzeitig, die postoperativen Eiweißverluste nach Möglichkeit mit *Aminosäuren* zu ersetzen, ohne die entsprechende *Kaliumzufuhr* zu sichern, entsteht bei Patienten mit größeren abdominalen chirurgischen Eingriffen eine bedrohliche *Hypokaliämie* (Abb. 5); die *Ursache* ist zu suchen:

1. in der *Verminderung der negativen Eiweißbilanz* (1 g N bindet etwa 2,38 mval Kalium),

2. in der *Verhinderung des Glykogenabbaus* in der Leber (1 g Glykogen bindet etwa 1 mval Kalium) und

3. in der *Aufrechterhaltung der sog. „Natriumpumpe“*, mit deren Hilfe das Kalium in der Zelle zurückgehalten wird. So entsteht also durch eine

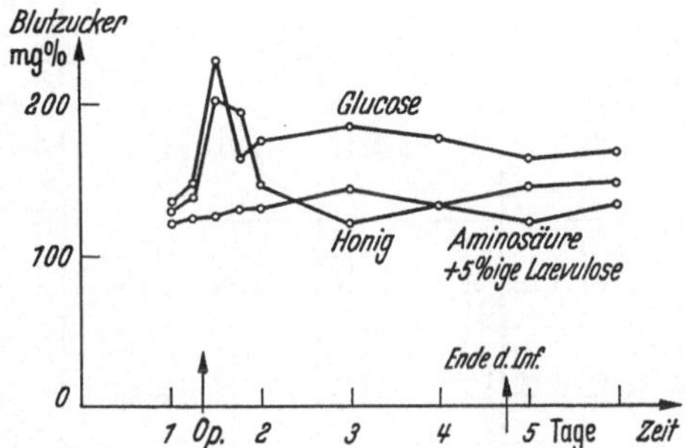

Abb. 4. Blutzuckerspiegel in der postoperativen Periode bei Infusion von Lävulose, Glucose und 10%iger Honiglösung (je 10 Fälle)

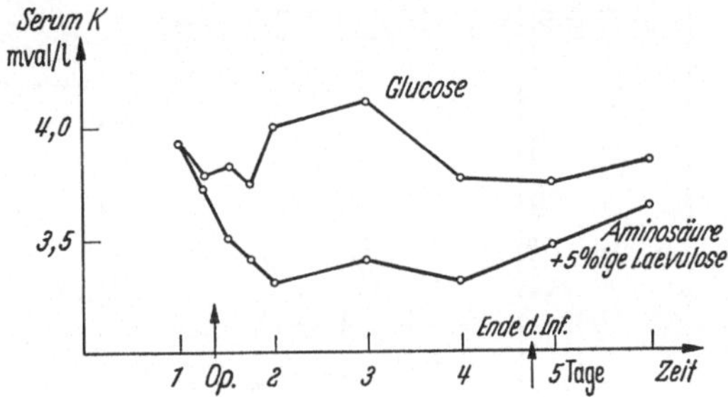

Abb. 5. Kaliumkonzentration im Serum nach Operation bei Infusion von Glucose sowie Aminosäuren mit Lävulose (je 10 Fälle)

an und für sich richtige Maßnahme, wie Energie- und Aminosäurezufuhr, ein bedrohlicher Zustand, *wenn nicht gleichzeitig für ausreichende Kaliumzufuhr* gesorgt wird.

In diesem Sinne ist die früher übliche postoperative Infusionstherapie mit sog. „Standardlösungen“ mit Kaliumkonzentrationen von nur 5 bis 10 mval oder noch weniger bei gleichzeitiger Gabe von energieliefernden Substanzen und Aminosäuren *völlig unzureichend.* Geben wir die letzteren Substanzen nicht, so ist zwar (trotz einer unzureichenden Kaliumzufuhr) ein normaler *Serum*-Kaliumspiegel zu beobachten. Die intracelluläre Hypokaliämie wird jedoch durch unsere Untersuchungen nicht erfaßt! — und besteht weiter — zum Schaden unseres Patienten!

intra-Op.	Halbelektlsg. mit Xylit 150 ml/Op.-Std + adäquat. Blutersatz			Zufuhr pro Std :	Xylit 7,5 g, Na^+ 10,5 mval, K^+ 0,4 mval, Cl^- 11,3 mval		Labor (vor d. Op. am 2. und 5. Tag p. Op.) Ery, Hb, Htk., Alk.-Res, Ges.-Eiweiß, Rest-N, Serum- und Harn-Elektrolyte						
Zeit	Lösungen	Menge in ml	Tr./min		Wasser in ml	K^+ mval	Na^+ mval	Cl^- mval	Eiweiß in g	Zucker i ng	Fett in g	Alkohol in g	cal
Op.-Tag (auf Station)	Basislösung	500	40		500	12,1	26,8	25,3	—	25	—	—	100
	Aminos. 5—10%	500	20		500	12,1	17,5	27,5	25	50	—	25	00
	Fett 10—25%	250	20		200	—	—	—	—	11	37,5	—	400
				Tagesmenge	**1200**	**24,6**	**44,3**	**52,8**	**25**	**86**	**37,5**	**25**	**1000**
1.—3. Tag post Op.	Aminos. 10—20%	500	20		200	12,5	17,5	40,0	50	50	—	—	400
	Fett 10—15%	250	20		200	—	—	—	—	11	37,5	—	400
	Basislösung	500	40		500	12,1	26,8	25,3	—	25	—	—	100
	Aminos. 5—10%	500	20		500	12,5	17,5	27,5	25	50	—	25	500
				Tagesmenge	**1700**	**37,1**	**61,8**	**92,8**	**75**	**136**	**37,5**	**25**	**1400**
4.—10. Tag	Fett 10—15%	250	20		200	—	—	—	—	11	37,5	—	400
	Aminos. 10—20%	500	40		500	12,5	17,5	40,0	50	50	—	—	400
	Basislösung	500	40		500	12,1	26,8	25,3	—	25	—	—	100
post Op.	Fett 10—15%	250	20		200	—	—	—	—	11	37,5	—	400
	Basislösung	500	40		500	12,1	26,8	25,3	—	25	—	—	100
	Aminos. 5—10%	500	40		500	12,5	17,5	27,5	25	50	—	25	500
				Tagesmenge	**2400**	**49,2**	**88,6**	**118,1**	**75**	**172**	**75**	**25**	**1900**
am 2. 5. Tag post Op.	Konservenblut	500	100		O_2-Sonde 4 Liter pro min am Op.-Tag! Keine Zusätze in die Fett- und Aminosäurelösungen! Bei Blutungen für Blutersatz extra sorgen!								
Ersatz-therapie	Die Sonderverluste müssen jeweils adäquat ersetzt werden				Die Routinetherapie ersetzt nicht den notwendigen Ausgleich stärkerer Entgleisungen des Wasser und Elektrolythaushaltes!								

Abb. 6. Intra- und postoperative Infusionstherapie bei Erwachsenen

Bei der Operation werden durch Eröffnung der Körperhöhlen die *insensiblen Verluste* erhöht. Eine lokale *Ödemneigung* am locus minoris resistentiae der Operationsstelle kann in den Tagen nach der Operation eine *Nahtinsuffizienz* begünstigen.

Wir empfehlen deshalb zwar *intraoperativ* neben dem adäquaten Ersatz der Blutverluste eine adäquate *zusätzliche* Zufuhr von Flüssigkeit, und zwar möglichst mit antiketogenen Substanzen, wie z. B. *Xylit* oder *Sorbit (etwa* 150 *ml/Operationsstunde* bei Erwachsenen mit großen Körperhöhlenoperationen). In den ersten *post*operativen Tagen sollte die Flüssigkeitszufuhr jedoch eingeschränkt werden.

Das Schema Abb. 6, das wir für den Hausgebrauch vorgeschlagen haben, zeigt, daß wir mit der Kombination von relativ wenig Fertiglösungen auskommen. Ideal wäre natürlich, die adäquate Zusammensetzung von Fall zu Fall selber vorzunehmen. Dies ist jedoch in großen Betrieben illusorisch. Daher brauchen wir hier Fertiglösungen, die die geschilderten Gegebenheiten schon mit berücksichtigen. Wir müssen dann allerdings die genaue Zusammensetzung, wie sie die Abb. 6 zeigt, sowie die Kontraindikationen der einzelnen Lösungen im Auge behalten.

Alle bisher geschilderten Tatsachen in Betracht gezogen, werden wir unsere Infusionstherapie bei gefährdeten Kranken und bei großen Eingriffen in der intra- und postoperativen Phase entsprechend dieser Abbildung gestalten. Ich möchte jedoch betonen, daß dieses *Schema* keineswegs einen Ersatz der entsprechenden *Laboratoriumskontrolluntersuchungen* bedeutet. Diese Untersuchungen müssen wir unbedingt bei den heute so stark differenzierten Infusionslösungen fordern. Diese Lösungen erlauben zwar eine erfolgreiche Therapie auch der ausgefallensten Störungen. Ihre Gefahren sind jedoch bei falscher Anwendung, Über- oder Unterdosierung ebenfalls enorm gewachsen. Eine genaue Bilanzierung ist deshalb besonders bei tage- oder gar wochenlanger parenteraler Ernährung unentbehrlich.

Die parenterale Ernährung ist nicht „physiologisch". Sie wird deshalb immer ein Notbehelf bleiben.

Es bleibt also auf Grund unserer Erfahrung die Forderung bestehen, die parenterale Ernährung sobald wie möglich zunächst teilweise und schließlich ganz durch die enterale Ernährung zu ersetzen. Doch auch hier müssen wir uns hüten, nicht von der Skylla in die Charybdis zu geraten:

Auch die so viel gepriesene Sondenernährung weist erhebliche Gefahren auf!

Mit dieser Übersicht wollte ich herausstellen, daß die intra- und postoperativen Störungen der Homoiostase komplexer Natur sind.

Eine erfolgreiche Behandlung ist heute auch bei früher als hoffnungslos angesehenen Krankheitsbildern möglich, wenn sie rechtzeitig und mit den nötigen Spezialkenntnissen durchgeführt wird.

In diesem Sinne ist die Aufgabe der intravenösen Ernährung in der prä-, intra- und postoperativen Periode nicht nur die Korrektur einer evtl. vorhandenen Teilstörung, sondern die Wiederherstellung und Aufrechterhaltung der Gesamthomoiostase.

Wir stehen der großen Kompensationsfähigkeit des menschlichen Organismus dankbar gegenüber, möchten jedoch vor einem allzu großen Optimismus warnen. Die Prophylaxe dieser Entgleisungen ist mehr wert als die Therapie.

Literaturverzeichnis

Ahnefeld, F. W., R. Frey u. M. Halmágyi: Internist **9**, 543 (1962).

— R. Frey, M. Halmágyi u. H. Kreuscher: Dtsch. med. Wschr. **89**, 1871 (1964).

Bansi, H. W.: Colloquium über parenterale Ernährung. Kassel 1962.

Halmágyi, M.: Dissertation 1959 Heidelberg.

Kolb, E.: Mels. med. pharm. Mitt. Wiss. u. Praxis H. **88**, 1588 (1957).

Kreuscher, H.: Wehrmed. Mitt. **4**, 49 (1963).

Lang, K., u. O. F. Ranke: Stoffwechsel und Ernährung. Berlin-Göttingen-Heidelberg: Springer 1950.

Schön, H.: Colloquium über parenterale Ernährung. Kassel 1962.

Wretlind, A.: Anaesthesist **6**, 255 (1957).

Zu den Erfahrungen mit der parenteralen Ernährung in der Operationsvor- und -nachbehandlung

Von **H.-R. Keil**

Aus dem Allgemeinen Krankenhaus Barmbek, Hamburg 33

Ein Patient, der sich einem größeren Eingriff unterziehen muß, befindet sich in der Regel körperlich und seelisch in einem anomalen Zustand. Ziel einer Operationsvorbereitung ist es, den Patienten in eine optimale körperliche und geistige Verfassung zu bringen. Wir wollen uns hier mit der Vorbereitung des Körpers befassen.

Wir wissen, daß die Stoffwechselvorgänge bei jeder Erkrankung gestört sind, und unser derzeitiges Wissen setzt uns in die Lage, einen Teil der gestörten Vorgänge zu beeinflussen bzw. eine weitgehend normale Stoffwechsellage wiederherzustellen.

Die Störungen im Elektrolythaushalt und im Eiweißstoffwechsel bilden in der prä- und postoperativen Behandlung ein Hauptproblem. Schon bei der Erfassung der Störungen zeigen die Untersuchungsergebnisse mannigfache Variationen. Komplizierte Untersuchungen sind nur in wenigen Kliniken möglich, und unsere gängigen Untersuchungsmethoden — sei es das Ionogramm des Serums, sei es die Untersuchung des Bluteiweißes — zeigen ja nur Momentaufnahmen des kleinsten Füssigkeitsraumes des Körpers, die letzten Endes nichts über das Ausmaß und die Verlaufsrichtung einer Störung sagen. Erst mehrere Untersuchungen, theoretische Erkenntnisse und die eigene Erfahrung können aus den Ergebnissen zu erfolgversprechenden therapeutischen Konsequenzen führen. Auch jeder zugeführte Stoff birgt in sich eine Vielzahl von Wirkungsmechanismen elektrischer, chemischer und biologischer Art, die wir nur recht unvollkommen kennen, so daß es fast wie ein Wunder erscheint, was wir mit unserer Therapie doch erreichen können.

Die Behandlung des Eiweißmangels ist unser heutiges Thema. Wir haben eine Untersuchungsreihe aus den Jahren 1952—1956, in der wir einen Eiweißmangel mit prä- und postoperativen Gaben von Aminosäure*lösungen* behandelt haben, mit einer gleichen Reihe aus den Jahren 1961—1963 verglichen, wo Aminosäuren*gemische* und teilweise bei entsprechender Indikationsstellung Fettemulsionen verabreicht wurden. Es stehen 9473 Infusionen aus den Jahren 1952—1956, 11232 Infusionen aus den Jahren 1961—1963 gegenüber.

Indikationsstellung. Wir geben Aminosäurengemische und Fettemulsionen nur, wenn präoperativ ein Eiweißdefizit vorliegt, das aus den verschiedensten Gründen ausgeglichen werden muß, und postoperativ, um einen extremen Eiweißverlust in Grenzen zu halten bzw. zu vermeiden. Wir haben bilanzmäßig höchstens eine ausgeglichene, so gut wie nie eine positive Stickstoffbilanz gefunden. Immerhin kann man kurzfristig einen extremen Eiweißverlust vermeiden und damit die Heilungsaussichten erheblich verbessern. Die Fettemulsionen geben wir nur als Calorienträger, um die Ausnutzung der angebotenen Aminosäuren zu steigern. Die Indikation ist hier auf die Fälle beschränkt, in denen eine enterale Nahrungszufuhr unmöglich oder fast unmöglich ist, oder der Eiweißaufbau beschleunigt werden soll. In einzelnen Fällen gelingt es, eine verzögerte Rekonvaleszenz durch geringe parenterale Fettzufuhr erheblich zu beschleunigen.

Veträglichkeit. In den Jahren 1952—1954 hatten wir bei den damals zur Verfügung stehenden Lösungen — mit den derzeit angebotenen haben wir keine Erfahrungen — Reaktionen der verschiedensten Art bis zum schweren Eiweißschock in 9,3%. Nach Einführung von nur einmal zu verwendenden Infusionsgeräten sank die Reaktionsquote auf 5,3%. Wir wechselten dann das Präparat, und die Reaktionen sanken auf 3,1%. Darunter sind wir nicht gekommen. Ein Todesfall kam im Berichtszeitraum nicht vor.

In den Jahren 1961—1963 haben wir an unserem Hause 11232 Infusionen mit Aminofusin durchgeführt. Die Infusionen wurden prinzipiell durch Einmalgeräte verabreicht. In der Berichtszeit fanden sich 7 Fälle = 0,05% von Schüttelfrost, wobei man in 4 Fällen auch das Grundleiden verantwortlich machen kann, denn der Schüttelfrost trat zu verschiedenen Zeiten bis zu 16 Std nach der Infusion auf, in 3 Fällen während der Infusion. *Auch* diese 3 Patienten hatten vorher und nachher ohne Infusionen noch Schüttelfröste. Kopfrötung wurde in 89 Fällen = 0,8% registriert. Ein Fall einer schweren Reaktion stellte sich als Vitamin B-Allergie heraus. Sonst sind keine Komplikationen aufgetreten.

Im Gegensatz zu der ersten Vergleichsserie, in der wir ausschließlich durch Hydrolyse gewonnene Aminosäurelösungen verwendeten, ist also die Reaktionsrate der Aminosäurengemische eindeutig erheblich geringer. Wir führen das darauf zurück, daß die Hydrolysate immer noch Zwischenprodukte des Eiweißabbaus enthalten. Bei Aminosäuregemischen spielt in dieser Hinsicht auch die Infusionsgeschwindigkeit keine Rolle, während früher eine zu schnelle Infusion fast stets mit einer Reaktion beantwortet wurde. Mit anderen Worten: Die Gemische synthetischer Aminosäuren sind im klinischen Gebrauch „narrensicherer“.

In der Regel lassen wir 500 ml Aminofusin (einer 3%igen Aminosäurelösung) nicht unter 3 Std eintropfen, weil sonst die Ausscheidung über die Nieren zu groß wird und die quantitative Verwertung der Aminosäuren sehr stark verringert wird.

Im Berichtszeitraum von 1961—1963 wurden außerdem 617 Infusionen mit Fettemulsionen unter gleichzeitiger Verabreichung von Aminosäuren durchgeführt.

Die bei dieser kombinierten Zufuhr aufgetretenen Reaktionen mußten der Fettemulsion angelastet werden. Es fanden sich:

Rückenschmerzen	3 mal
Kopfschmerzen	5 mal
Schweißausbruch	8 mal
Kopfrötung	11 mal
	= 27

Schüttelfrost, Übelkeit, Erbrechen, Beklemmungsgefühl usw. traten nicht auf.

Es traten also in 4,3% der Fälle Erscheinungen auf. Wir haben die leisesten Reaktionen registriert. Wenn man die leichten Reaktionen (Kopfröte und Schweißausbruch), die keine wesentliche Beeinträchtigung des Allgemeinbefindens verursachen, wegläßt, bleiben 1,59% Reaktionen. Die meisten der registrierten Erscheinungen, soweit nicht direkt meßbar, wurden den Patienten erst durch die Befragung bewußt. Länger als 21 Tage wurde keine solche Infusionsbehandlung durchgeführt. Die Klärungszeit des Serums war nie über 8 Std erhöht. Übersättigungserscheinungen wurden nicht gefunden.

Immerhin ist es uns gelungen — das ist auch ein bemerkenswerter Gesichtspunkt — trotz einer Verlängerung der präoperativen Phase die Gesamtverweildauer weiter zu senken.

Literatur

Amann, E.: Chir. Praxis **6**, 467 (1962).
Bansi, H. W.: Wiss. Veröff. Dtsch. Ges. f. Ernährung, Bd. 11, S. **1**. Darmstadt: Steinkopff 1963.
— P. Jürgens, G. Müller u. M. Rostin: Klin Wschr. **42**, 332 (1964).
v. Brand, V., u. N. Zöllner: Z. Ernährungsw. **2**, 27 (1961).
Buchner, H.: Langenbecks Arch. klin. Chir. **283**, 361 (1956).
Dohrmann, R.: Med. u. Ernähr. **4**, 89—91 (1963).
Edgren, B., O. Schuberth u. A. Wretlind: Wien. klin. Wschr. **72**, 365 (1960).
Erdmann, G.: Wiss. Veröff. Dtsch. Ges. f. Ernährung, Bd. 11, 1. Darmstadt: Steinkopff 1963.
— u. W. Heine: Klin. Wschr. **38**, 1001 (1960).
Fischer, R., u. H. Petri: Med. Welt **32**, 1591 (1963).
Fonti, F., S. Montanini i. A. Nicosia: Anest. e. Prianimaz **1**, 287 (1960).
Gött, U.: Chirurg **33**, 147 (1962).

Greim, W., u. K. Lang: Klin. Wschr. **38**, 336 (1960).
— — Klin. Wschr. **38**, 951 (1960).
Heller, L.: Wiss. Veröff. Dtsch. Ges. f. Ernährung, Bd. 11, S. 8. Steinkopff: Darmstadt 1963.
Hotz, H. W., W. F. Rüedi u. E. Kopp: Praxis **50**, 180 (1962).
Jordal, K.: Wiss. Veröff. Dtsch. Ges. f. Ernährung, Bd. 11, S. 10. Darmstadt: Steinkopff 1963.
Kaley, J. S., H. C. Meng, and C. Bingham: Amer. J. clin. Nutr. **7**, 652 (1959).
Keil, H.-R.: Hbg. Ärztebl. **17**, 9 (1963).
— Med. Welt **49**, 2486 (1963)
Lang, K.: Wiss. Veröff. Dtsch. Ges. f. Ernährung, Bd. 11 Darmstadt: Steinkopff 1963.
Levenson, S. M.: Amer. J. Surg. **103**, 330—341 (1962).
Meier, A. L., u. M. Werner: Nutr. et Dieta (Basel) **3**, Suppl. 61 (1961).
Menzel, K.: Münch. med. Wschr. **103**, 1157 (1961).
Michel, A. J. D.: J. Chir. (Paris) **86**, 43—60 (1963).
Müller, G., P. Trapp, H. W. Bansi u. M. Rostin: Klin. Wschr. **40**, 436 (1962).
Schettler, G., u. W. Schwartzkopff: Dtsch. med. Wschr. **87**, 2667 (1962).
Schneckloth, R. E., H. P. Dustan, and A. C. Corcoran: Metabolism **6**, 723 (1957).
Schön, H., u. W. Zeller: Dtsch. med. Wschr. **87**, 1061—1065 (1962).
— — Nutr. et Dieta (Basel) 3, Suppl. 4 (1962).
— R. Zimmer u. W. Zeller: Münch. med. Wschr. **103**, 1616 (1961).
Schuberth, O., and A. Wretlind: Acta chir. scand., Suppl. 278 (1961).
— Nutr. et Dieta (Basel) **3**, 99 (1961).
— Nutr. et Dieta (Basel) **3**, 41 (1961).
Schultis, K.: Klin. Wschr. **40**, 800 (1962).
— u. L. Grabow: Langenbecks Arch. klin. Chir. **300**, 537 (1962).
Snydermann, S. E., L. Holt, J. Dancis, E. Roitman, A. Bayer and E. Balis: J. Nutr. **78**, 57 (1962).
Stalder, G., H. Vetterli-Buchner u. H. Berger: Klin. Wschr. **38**, 6 (1960).
Steinbereithner, K.: Anaesthesiology **7**, 238 (1958).
— Nutr. et Dieta (Basel) **3**, 78 (1961).
Swendseid, M. E., J. B. Hickson, J. Villalobos, and St. G. Tuttle: J. Nutr. **79**, 276 (1963).
Zeller, W., E. Haese u. H. Schön: Med. u. Ernähr. **5**, 106 (1962).

Erfahrungen mit Fettemulsionen in der Chirurgie

Kurzreferat des Vortrags von **R. Dohrmann**

Aus dem Städtischen Behring-Krankenhaus Berlin

Bericht über eigene 5jährige Erfahrungen mit verschiedenen Fettemulsionen mit dem Resultat, daß

1. die intravenöse Gabe 10—20%iger Emulsionen ohne örtliche oder stärkere Allgemeinreaktionen möglich ist,

2. ihre Anwendung prä- und postoperativ einen günstigen Einfluß auf die Stickstoffbilanz hat,

3. die besten Ergebnisse bei ausgewogener und gleichzeitiger Zufuhr von Zuckerlösungen, Fettemulsionen und Aminosäurengemischen beobachtet wurden,

4. hiermit in einem kleinen Flüssigkeitsvolumen eine Höchstzahl von Calorien parenteral zugeführt werden kann.

Parenterale Ernährung bei chirurgischen Patienten

Von **K. Schilling**

Aus der Anaesthesieabteilung (Leiter: Prof. Dr. K. Horatz) der Chirurgischen Univ.-Klinik Hamburg-Eppendorf (Direktor: Prof. Dr. L. Zukschwerdt)

In den Monaten Februar bis Oktober 1964 wurden an unserer Klinik 21 Patienten einer überwiegend parenteralen Ernährung unterzogen, von denen 15 ausschließlich durch intravenöse Infusionen ernährt wurden. Die Beobachtung dieser Patienten erstreckte sich auf klinisches Bild, Gewicht, Gesamteiweiß, Hb, Hämatokrit, Bilirubin i. s., Harnstoff-N, Flüssigkeits- und Elektrolytbilanzen sowie Serumlabilitätsproben. In einem Teil der Fälle wurden Blutgerinnungsverhältnisse und Blutgasanalysen untersucht. Die Dauer der ausschließlich parenteralen Ernährung lag zwischen 2 und 23 Tagen. In der überwiegenden Zahl der Fälle handelte es sich um Öesophagus- und Kardiaresektionen wegen maligner Prozesse.

Aus der Art der hier angeführten Operationen ergeben sich die Grenzen der Untersuchungsmöglichkeiten, da chirurgische Komplikationen nahezu alle untersuchten Faktoren beeinflussen können.

Die parenteral zugeführte Calorienmenge setzte sich zusammen aus: 2 g Fett pro Kilogramm Körpergewicht, 1 g Eiweiß bzw. Aminosäuren pro Kilogramm Körpergewicht und Kohlenhydraten in einer Menge, die die Calorienzahl auf wenigstens 2000 erhöhte. Die Flüssigkeitsmenge betrug im Durchschnitt 2500 ml pro 24 Std; sie wurde nach den entsprechenden Erfordernissen variiert.

Eines sollte vielleicht an dieser Stelle hervorgehoben werden: Das Ausmaß der Flüssigkeitszufuhr blieb immer an der unteren Grenze der erforderlichen Menge, da von chirurgischer Seite nicht zu Unrecht immer wieder auf die Abwanderung der infundierten Flüssigkeit in traumatisiertes Gewebe, insbesondere intestinale Anastomosen, den Magen usw. hingewiesen wird. Dieser Tatsache haben wir dadurch Rechnung getragen, daß wir die infundierte Flüssigkeit zum Teil wenigstens durch gleichzeitig zugeführtes Humanalbumin osmotisch zu binden suchten.

Als Fettquelle diente zunächst 10%iges Lipofundin®, in den letzten Monaten auch 20%iges Intralipid®. Aminosäuren wurden in Form von 10%igem Aminosol®, Kohlenhydrate als 5,25%ige oder 10%ige Fructose, in geringerem Maße auch als 20%ige Dextrose zugeführt. Den Fettinfusionen wurde gemäß den Beobachtungen von Amris, Brockner und

Larsen über die Hyperçoagulabilität unter Fettinfusionen 5 Einheiten Heparin pro ml der 20%igen Fettlösung zugesetzt. Die parenterale Ernährung in der geschilderten Form wurde zunächst am 1. postoperativen Tag, während der letzten 3 Monate schon am Nachmittag des Operationstages begonnen, unter der Voraussetzung natürlich, daß sich der Patient nicht im Schock befand.

Die Verträglichkeit dieser Infusionstherapie war nach dem klinischen Bild durchweg gut. In 2 Fällen waren während oder nach den Fettinfusionen Temperaturen aufgetreten, die jedoch bei Wiederholung der Infusion am nächsten Tage nicht mehr in Erscheinung traten, so daß eine Unverträglichkeit für das Fett unwahrscheinlich ist. Bei etwa 50% der so behandelten Patienten trat besonders während der ersten Tage der Infusionsbehandlung eine in das livide gehende, rötliche Färbung des Gesichtes, gelegentlich mit Schweißausbrüchen verbunden, auf, die jedoch ohne Bedeutung für das subjektive Wohlbefinden des Patienten war. Blutgasanalytisch ließ sich keine Hypoxämie nachweisen. Der postoperative Gewichtsverlust lag im Durchschnitt bei 2,3% des Ausgangsgewichtes. Eine Patientin wies nach einer totalen Gastrektomie sogar eine Gewichtszunahme von 3,5% auf, ohne daß Anzeichen einer Ödembildung bestanden hätten. 2 Patienten mit Nahtinsuffizienzen nach Kardiaresektionen hatten einen Gewichtsverlust von 22,3 bzw. 13% des Ausgangsgewichtes, überlebten aber immerhin diese Komplikation.

Zur Kontrolle der Fettclearance bestimmten wir vor Anlegen der Infusion am Morgen photometrisch die Lichtdurchlässigkeit des Serums. Bei einem Normalwert von 97% ergab sich als maximale Abweichung ein Wert von 89%, der aber nur einmal bestimmt wurde. Im Durchschnitt wurden 95—97% Lichtdurchlässigkeit gemessen. Die Kontrolle der Serumlabilitätsproben ließ ebenso wie die der Blutgerinnungsverhältnisse keine sicheren pathologischen Abweichungen erkennen. Das Verhalten der Gesamteiweißwerte im postoperativen Verlauf war in Abhängigkeit vom klinischen Verlauf sehr unterschiedlich, so daß hier keine allgemein gültige Aussage gemacht werden kann.

Am auffälligsten erschien uns im postoperativen Verlauf der parenteral ernährten Patienten das Verhalten des Hämoglobin- und Bilirubinwertes i. s. Das erste Bild (Abb. 1) zeigt Ihnen in der unteren Hälfte das Hämoglobin, in der oberen die Bilirubinwerte i. s. präoperativ und im postoperativen Verlauf. Es sind Mittelwerte und die Streuung der Einzelwerte angegeben. In der Rubrik Transfusionen bedeutet eine Marke die Erythrocytenmenge von 500 ml Blut. Sie sehen, daß es als Ausdruck einer unzureichenden Flüssigkeitszufuhr am Operationstage zunächst zu einem kurzen Hb-Anstieg kommt, der aber von einem deutlichen allmählichen Hb-Abfall gefolgt ist. Vom 7. Tag an wird ein weiterer Abfall durch Transfusionen verhindert. Der Hämoglobinabfall vom 1. bis zum 10. postoperativen Tag läßt sich mit dem t-Test statistisch sichern (t = 4,3). Da wir annehmen, daß der hohe Hb-Wert am 1. postoperativen Tage Ausdruck einer relativen Bluteindickung ist, wurde auch der Hämoglobinwert des Operationstages als Ausgangswert angesehen und mit dem des 10. postoperativen Tages verglichen. Jetzt ließ sich der Hb-Abfall mit einem t = 2,3 wahrscheinlich machen.

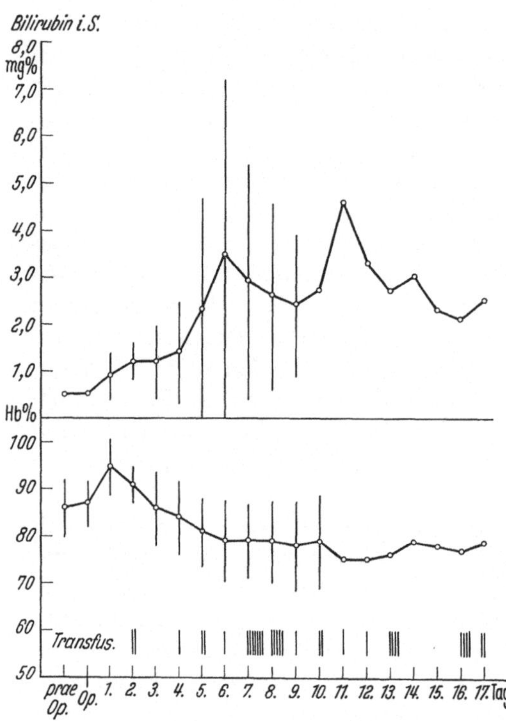

Abb. 1. Prä- und postoperatives Verhalten von Hb und Bilirubin i. s. bei 13 Patienten. Es sind Mittelwerte (x) und Streuung der Einzelwerte (Sx) angegeben. Transfusionen im unteren Teil der Abbildung

Die graphische Darstellung der Bilirubinwerte zeigt einen entgegengesetzten Verlauf: Mit dem allmählich abfallenden Hämoglobin geht ein Bilirubinanstieg einher. Die Streuung ist hier, durch Komplikationen im postoperativen Verlauf bedingt, recht groß. Immerhin läßt sich statistisch ein Bilirubinanstieg am 5. Tage postoperativ gegenüber dem präoperativen Wert mit t = 2,5 wahrscheinlich machen, am 9. postoperativen Tag mit t = 3,3 sichern.

Das nächste Diapositiv (Abb. 2) zeigt Ihnen die gleichen Veränderungen anhand eines charakteristischen Falles: Hb-Abfall bis zum 16. postoperativen Tag. Danach durch energische Transfusionen Normalisierung des Blutfarbstoffgehaltes. Das Bilirubin zeigt ein entsprechendes Verhalten.

Es läßt sich also feststellen, daß im Verlauf der postoperativen parenteralen Ernährung, wie sie an unserer Klinik durchgeführt wurde, ein Hb-Abfall mit einem Bilirubinanstieg i. s. einhergeht. Da solche Befunde bei Verabfolgung von Kohlenhydrat- und Aminosäure-Lösungen bisher nicht beobachtet wurden, sind wir geneigt, sie den zur Anwendung gekommenen Fettinfusionen zuzuschreiben. Diese Annahme entspricht den von WRETLIND u. a. im Tierexperiment gefundenen Resultaten. Da mit zwei Ausnahmen in allen Fällen das Bilirubin i. s. überwiegend indirekt positiv war, eine Leberschädigung nicht nachgewiesen wurde, haben wir eine Beeinflussung im Sinne einer Hämolyse in Erwägung gezogen. Der Beweis hierfür müßte allerdings noch erbracht werden.

Zum Abschluß noch ein Wort zur Flüssigkeitszufuhr am Operationstage bzw. zur sog. postoperativen und postnarkotischen Oligurie: Die nächste Abbildung (Abb. 3) zeigt Ihnen Mittelwerte mit Minimum- und Maximumwerten der Urinausscheidung präoperativ, am Operationstage und am 1. postoperativen Tage. Sie erkennen, daß die Ausscheidung am

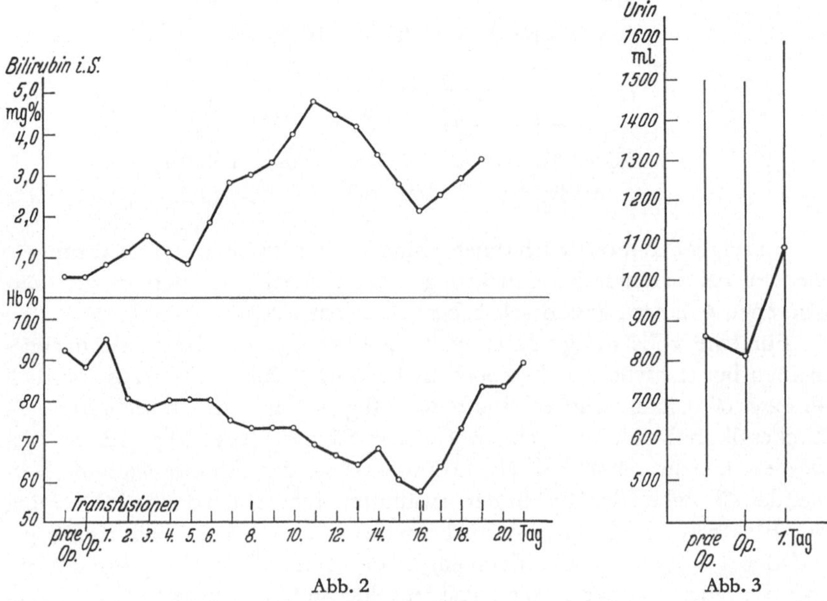

Abb. 2 Abb. 3

Abb. 2. Prä- und postoperatives Verhalten von Hb und Bilirubin i. s. bei einer Patientin. Transfusionen wie in Abb. 11

Abb. 3. Urinausscheidung präoperativ, am Operationstage und am 1. Tage p. o. Es sind Mittelwerte (×) sowie Minimum- und Maximumwerte angegeben.

Operationstage mit 810 gegenüber 860 ml nur 50 ml im Mittel weniger beträgt als präoperativ. Wie bereits angedeutet, läßt das Ansteigen des Hb- und Hämatokritwertes in diesem Zeitraum eine unzureichende Flüssigkeitszufuhr annehmen, die einen leichten Rückgang der Ausscheidung zusammen mit der auch präoperativ meist eingeschränkten Flüssigkeitsaufnahme durchaus erklärt. Durch eine entsprechend höhere Flüssigkeitszufuhr sind wir in der Lage, die Urinausscheidung auch am Operationstage auf Werte zu bringen, die denen präoperativ adäquat sind. Mit anderen Worten: Die postoperative bzw. postnarkotische Urinausscheidung ist bei einwandfreier Narkoseführung eine Frage ausreichender Flüssigkeitszufuhr.

Erfahrungen bei der parenteralen Ernährung chirurgischer Patienten

Von **K. Schultis**

(Zur Diskussion aufgefordert)

Aus der Chirurgischen Universitätsklinik Gießen
(Direktor: Prof. Dr. K. Vossschulte)

Im folgenden möchte ich Ihnen einige unserer Befunde und Erfahrungen, die wir bei parenteraler Ernährung chirurgischer Patienten in den vergangenen 4 Jahren gesammelt haben, demonstrieren.

Für eine vollständige parenterale Ernährung infundieren wir im allgemeinen bei erwachsenen Personen in 1500 bzw. 2000 ml durchschnittlich 45 bzw. 60 g Aminosäuren, 150 bzw. 200 g Sorbit — einen sechswertigen Zuckeralkohol — und in einem Teil der Fälle 45 bzw. 60 g Äthanol. Es werden hierfür ausschließlich Lösungen aus der Aminofusinreihe verwendet, die neben der Zufuhr der erwähnten Metaboliten noch die Deckung des Elektrolytbasisbedarfes und der wesentlichen Vitaminbedürfnisse gewährleisten. Kleinere Calorienmengen ergeben sich aus der zusätzlichen Infusion von 500 oder 1000 ml 5%iger Glucose bzw. 5 oder 10%iger Lävulose, die wir als Träger für i. v. zu verabreichende Medikamente einsetzen. In einem Teil der so behandelten Fälle ergänzen oder erhöhen wir die Calorienzufuhr durch die i. v.-Gabe von Infonutrol — 15% Fett — oder Intralipid — 20% Fett —. Die Fettemulsionen infundieren wir regelmäßig gleichzeitig mit den zuvor genannten Metaboliten über 9—12 Std.

Im wesentlichen sind es 4 große Indikationsgruppen, die sich im Laufe der Zeit bei uns ergeben haben.

Tabelle 1.

1. akute posttraumatische Katabolien
2. postoperative oder posttraumatische Fisteln im Verdauungstrakt
3. posttraumatische Bewußtlosigkeit
4. Unmöglichkeit oraler Nahrungsaufnahme (insbesondere präoperativ)

Die Tabelle 1 zeigt die Gruppen nach der Häufigkeit des Auftretens geordnet. Die akute Katabolie tritt nach jedem Trauma auf. Es muß versucht werden, bei kachektischen oder stoffwechselgeschädigten Patienten sowie bei denjenigen, die infolge der Operation nach einem angemessenen Zeitraum von etwa 6—10 Tagen noch nicht wieder normal ernährt werden können, diese akute Katabolie zu überwinden oder wenigstens zu reduzieren.

Unter dieser Indikationsstellung haben wir insgesamt 45 Patienten mit 282 Infusionstagen unter Kontrolle des Stoffwechsels mit N- und K-Bilanzen, der Erfassung der Harnstickstofffraktionen und der Bestimmung verschiedener Metabolite im Serum wie Blutzucker, Gesamtlipide, Cholesterin, Lipoidphosphor, Proteine und ihre Fraktionen sowie Elektrolyte u. a. ernährt. Aus diesem Material sowie aus einer Kontrollgruppe, in der Patienten postoperativ nur eine Elektrolyt- und Wassersubstitution z. T. mit isotonen Zuckerlösungen erhielten, wobei die gleichen klinischen und klinisch-chemischen Kontrollen durchgeführt wurden wie bei den i. v. Ernährten, habe ich Ihnen jeweils die Phase vom 2. bis einschließlich 7. postoperativen Tag zusammengestellt.

Tabelle 2

Fall Nr.	Alter	Geschl.	Diagnose	Operation	durch. Tages-Cal.-einfuhr	durch. N-Bilanz pro 24 Std
47	40	♀	Cholelithiasis	Cholecystektomie	0	— 5,07
58	44	♀	Narbenbruch	Herniotomie	0	— 9,11
59	66	♀	Verschlußikterus	Sphincterotomie	0	— 4,66
60	34	♀	Cholelithiasis	Cholecystektomie	0	— 5,68
61	65	♀	Ileocoecal-Ca	Ileotransversostomie	0	— 4,70
70	32	♂	Oberschenkelfraktur li.	Marknagelung mit Rush-Pin	0	— 7,80
81	18	♀	Appendicitis perforata, Peritonitis	Appendektomie	0	—11,82

N-Bilanzen vom 2.—7. postoperativen Tag während Elektrolyt- und Wassersubstitution

In der Tab. 2 sehen Sie Alter, Geschlecht, Erkrankung, Operationsart und durchschnittlichen täglichen N-Verlust dieser Kontrollpatienten. Der Mittelwert dieser Gruppe liegt bei einem täglichen N-Verlust von —6,98 g, das entspricht einem Eiweißverlust von 43,6 g bzw. einer täglichen Einschmelzung von etwa 256 g Muskulatur.

In der Tab. 3 ist in gleicher Weise eine Gruppe Operierter dargestellt, die mit Aminofusin 850, d. h. also mit Aminosäuren, Sorbit und Äthanol täglich durchschnittlich 1520 Cal erhalten haben. In dieser Gruppe konnte der endogene N-Verlust auf minus 1,96 g N reduziert werden. In der Tab. 4 finden Sie eine Patientengruppe, die sich aus Patienten zusammensetzt, die mit täglichen Infusionen von Aminosäuren und Sorbit sowie 75 bzw. 100 g Fett 1664 Cal erhalten haben. Hier liegt der Mittelwert des täglichen endogenen N-Verlustes bei – 3,86 g N, also um 1,9 g höher als in der vorigen Gruppe. In der Tab. 5 ist schließlich ein Kollektiv zusammengefaßt, in dem den Patienten täglich mit Aminosäuren, Sorbit, Äthanol und Fett 2554 Cal zugeführt worden sind. Hier ergibt sich ein Mittelwert

Tabelle 3

Fall Nr.	Alter	Geschl.	Diagnose	Operation	durch. Tages Cal.-einfuhr	durch. N-Bilanz pro 24 Std
25	38	♀	Cholelithiasis	Sphincterotomie	1475	+ 2,09
49	36	♂	Magenperforation w. Ulcus duodeni	Übernähung	1375	— 5,72
51	61	♀	Ascendens-Ca, Cholelithiasis	Ileocoecalresektion Cholecystektomie	1296	— 0,918
52	70	♀	entzdl. Ösophagusstenose bei Hiatushernie	Ösophagojejunostomie	1283	— 1,985
63	31	♀	Cholelithiasis	Cholecystektomie	1488	+ 1,18
115	47	♂	Duodenaldivertikel	Divertikelplastik	1663	— 7,92
35	67	♀	Ca. einer Gastroenterostomie vor über 30 Jahren	Nachresektion	1311	+ 0,09
45	36	♀	Ulcus duodeni	Magenresektion nach Billroth II	1530	+ 2,99
124	64	♂	Pankreas-Ca	totale Pankreatektomie	1842	— 1,80
127	43	♂	Colon-Ca	Ileotransversostomie	1758	— 6,39
119	60	♀	Cardia-Ca	Ösophagogastrostomie	1700	— 3,20

N-Bilanzen vom 2.—7. postoperativen Tag während parenteraler Ernährung mit Aminofusin 850 (Aminosäuren, Kohlenhydrate, Äthanol, Elektrolyte und Vitamine)

Tabelle 4

Fall Nr.	Alter	Geschl.	Diagnose	Operation	durch. Tages-Cal.-einfuhr	durch. N-Bilanz pro 24 Std
86	32	♂	Cardia-Ca	Ösophagojejunostomie	1867	— 7,45
95	55	♂	Magen-Ca	Totale Gastrektomie m. Ösophagojejunostomie	1508	— 7,47
96	65	♀	Magen-Ca	Magenresektion nach Billroth II	1478	— 1,21
104	69	♀	subakutes Subduralhaematom	Trepanation	1450	— 5,26
106	18	♀	Fronto-parietale Impressionsfraktur Contusio cerebi	Hebung der Impression	1367	— 1,10
89	52	♀	Cardia-Ca	Ösophagojejunostomie	1746	+ 0,966
130	66	♂	Gallenblasenperforation bei Cholelithiasis	Cholecystektomie	2233	— 3,59

N-Bilanzen vom 2.—7. postoperativen Tag während parenteraler Ernährung mit Aminofusin 600 (Aminosäuren, Kohlenhydrate, Elektrolyte und Vitamine) und mit Intralipid oder Infonutrol (20— bzw. 15%ige Fettemulsion) für den täglichen N-Verlust von – 4,52 g N, also 0,66 g mehr als in der vorigen und 2,56 g mehr als in der analogen Gruppe ohne Fett.

Tabelle 5

Fall Nr.	Alter	Ge-schl.	Diagnose	Operation	durch. Tages-Cal.-einfuhr	durch. N-Bilanz pro 24 Std.
112	47	♂	Ulcus duodeni	Magenresektion nach Billroth II	2867	— 0,19
113	51	♂	Ulcus pepticum	Nachresektion	2021	— 6,38
114	25	♂	Ulcus pepticum	totale Gastrektomie nach Longmire	2200	— 5,65
128	38	♂	Morbus Boeck des Coecum	Ileotransversostomie	2700	— 4,28
109	68	♂	Transversum-Ca	Hemicolektomie	2980	— 6,11

N-Bilanzen vom 2.—7. postoperativen Tag während parenteraler Ernährung mit Aminofusin 850 (Aminosäuren, Kohlenhydrate, Äthanol, Elektrolyte und Vitamine) und mit Intralipid oder Infonutrol (20— bzw. 15%ige Fettemulsion).

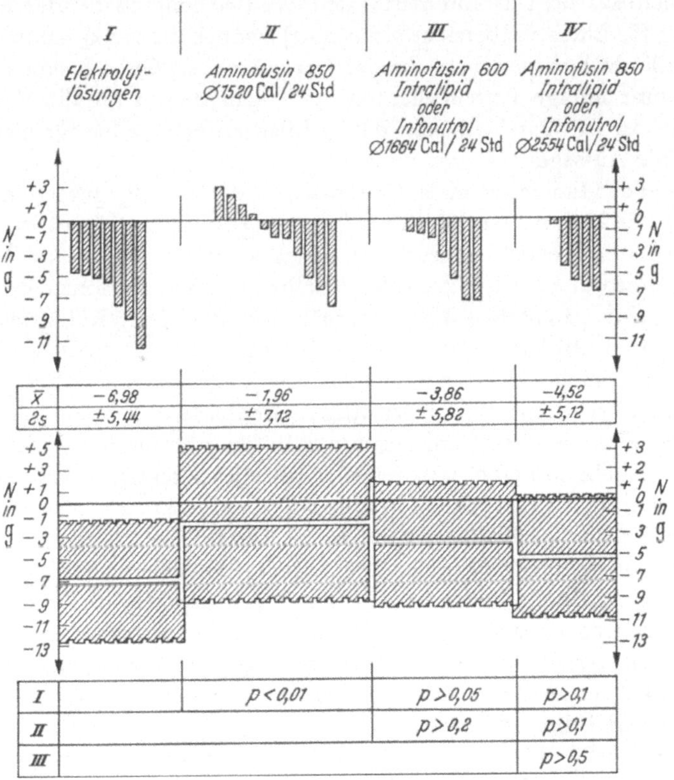

Abb. 1. Darstellung der statistischen Auswertung der Ergebnisse der N-Bilanzen aus den Tabellen 2 bis 5 (s. auch Text)

In der Abb. 1 habe ich Ihnen im oberen Diagramm die Mittelwerte der N-Bilanzen der Patienten in diesen 4 Gruppen noch einmal zusammengestellt. In den zwei Zeilen darunter finden Sie in der Rubrik $\bar{x}$ die Mittelwerte und eine Zeile tiefer die zweifache Standardabweichung $2s$. Der Übersichtlichkeit wegen sind in dem unteren Diagramm $\bar{x}$ und $2s$ nochmals graphisch dargestellt. Das Ergebnis der statistischen Sicherung der klinisch vergleichbaren Gruppen nach dem t-Test ist in der kleinen Tabelle eingetragen. Die Differenzen der Mittelwerte der Gruppen I und III sowie I und IV mit einem p größer als 0,05 bzw. 0,1 ergeben keine Signifikanz. Das p kleiner als 0,01 – also unter der Grenze p kleiner als 0,05 – der Gruppe I und II ist eindeutig signifikant.

Mit Rücksicht auf die Kürze der mir zur Verfügung stehenden Zeit kann ich auf unsere weiteren Befunde ebensowenig eingehen wie auf die Ergebnisse anderer Autoren [2, 3], auf Grund deren es uns berechtigt erscheint festzustellen, daß die *akute Utilisation* des in Form einer Triglyceridemulsion i.v. zugeführten Fettes noch *nicht erwiesen* ist. Ich habe dieses kürzlich auf dem 1. Internationalen Weltfettkongreß in Hamburg dargelegt [5, Literaturübersicht siehe dort], wobei ich schon darauf hinwies, daß Elimination von Fett aus der Blutbahn oder Gewichtskonstanz oder -zunahme infolge Fetteinlagerung noch kein Beweis für die Verwertung des Fettes ist. Das Verhalten der N-Bilanzen erlaubt hierfür eine weitergehende Aussage.

Unter den Indikationen der Gruppen 2—4 der eingangs gezeigten Tabelle 1 haben wir 21 Patienten mit 213 Infusionstagen parenteral ernährt. Kranken mit Anastomosendehiszenzen nach Resektionen im Bereich des Ösophagus oder Gastrointestinaltraktes oder Fisteln in diesen Regionen kann häufig durch eine parenterale Langzeiternährung mit ihrer Ruhigstellung des betroffenen Gebietes ein weiterer operativer Eingriff erspart werden, oder sie sind zumindest in eine günstigere Ausgangssituation zu bringen. Können doch septische Wundverhältnisse aseptisch und Stoffwechseldefizite ausgeglichen werden. Gemeinsam mit BAUER von unserer Neurochirurgischen Klinik konnten wir zeigen, daß die parenterale Ernährung für Patienten, deren Bewußtsein gestört ist, so daß sie nicht mehr oral ernährt werden können, günstiger ist als die Sondenernährung, da die Gefahr der Aspirationspneumonie durch die vollständige Umgehung des Magen-Darm-Traktes praktisch gebannt werden kann [1]. Entsprechendes gilt für Patienten mit Langzeitnarkosen, wie sie z. B. zur Behandlung Tetanuskranker erforderlich sein können. Auf Grund ihres Ernährungszustandes nicht operable, ausgezehrte Patienten können u. U. in eine operationsfähige Verfassung gebracht werden.

Abschließend demonstriere ich Ihnen Ergebnisse einer parenteralen Ernährung über 60 Tage bei einer 25jährigen Patientin, bei der 3 Wochen nach einer Cholecystektomie eine Duodenalfistel aufgetreten war. Nach den ersten 10 Tagen der i. v. Nährstoffzufuhr wurde eine 5tägige Pause mit dem Versuch einer Normalernährung eingelegt. Im weiteren Verlauf konnten wir dann die Patientin während 44 Tagen über einen Katheter in der Vena cava superior bis zu dem endgültig sanierenden Eingriff wieder parenteral ernähren. Sie erhielt in der Phase der ersten 10 Tage täglich durchschnittlich 1875 ml Aminofusin 850 und 850 ml 5%ige Lävulose mit Vitaminzusätzen und in der zweiten Phase durchschnittlich täglich 1956 ml Aminofusin 850, 533 ml 10%ige Lävulose und 293 ml Humanserum. Derartige Zulagen von Serumeiweißen erscheinen uns günstig, da damit der Serumproteinspiegel im Normbereich gehalten werden kann, ohne daß die zugeführten Aminosäuren hierfür herangezogen werden müssen. Sie stehen dann ausschließlich dem Proteinstoffwechsel der Gewebe zur Verfügung, die vielfältigen Funktionen der Bluteiweiße bleiben mit Sicherheit unbeeinträchtigt, die Notwendigkeit der Synthese wird insbesondere der Leber abgenommen und dem Gesamtstoffwechsel steht nach 2—3 Wochen eine weitere, wenn auch kleine, Aminosäurenquelle zur Verfügung. In Elektrophoresediagrammen der Proteinfraktionen des Serums während der 2 Monate können wir das Fehlen von Mangelzuständen zeigen. Die N-Bilanzen, die hier aus der bekannten Einfuhr minus der Ausfuhr im Urin, im Magensaft und praktisch auch vollständig im Fistelsekret an 26 Tagen intermittierend aufgestellt wurden, ergeben für die erste Phase einen Mittelwert von +3,53 g N und für die bilanzierten Tage der zweiten Phase einen Mittelwert von +0,414 g N. Diese erhebliche Differenz zwischen den beiden Werten rührt wohl daher, daß die Patientin vor Beginn der parenteralen Ernährung eine Nahrungskarenz von über einer Woche eingehalten hatte, sie also sicher in einem N-Defizit war. Die K-Bilanzen zeigen das in Relation zu den N-Bilanzen zu erwartende Verhalten mit Mittelwerten von +19,64 mval in der ersten und von +9,64 mval in der zweiten Phase, d. h. bei vermehrter N-Retention findet sich auch eine erhöhte K-Retention. Während der 2 Monate war ein Gewichtsverlust von nur 0,3 kg zu beobachten. Rotes Blutbild und Leberfunktion blieben unauffällig. Eine Verschiebehautlappenplastik heilte primär ein und brachte den Verschluß der Fistel.

Wenn wir auch durch parenterale Ernährung in der aufgezeigten Weise nicht immer positive oder ausgeglichene N-Bilanzen erzielen konnten, so war das Verfahren doch in allen Fällen geeignet, eine wesentliche Reduktion negativer N-Bilanzen herbeizuführen. Selbst operierte Patienten mit ausgeprägten Lebercirrhosen konnten unter Beachtung entsprechender Vorsichtsmaßnahmen, wie wir sie zur Prophylaxe eines drohenden Leberkomas kennen, bis zu 14 Tagen parenteral ernährt werden.

Weitere Verbesserungen der Nährstofflösungen, insbesondere der Fettemulsionen, lassen noch bessere Ergebnisse erwarten.

Literaturverzeichnis

[1] Bauer, B. L., u. K. Schultis: Mittelrhein. Chir. Kongreß 20.—22.9. 1962 Schaffhausen. ref.: Chirurg **34**, 475 (1963).
[2] Glunz, K., u. N. Zöllner: 69. Verh. Dtsch. Ges. inn. Med. **1963**, 404.
[3] Hallwachs, O., u. S. Walter: Mittelrhein. Chir.-Kongreß 1.—3. 10. 1964. Marburg; ref. Chirurg (im Druck).
[4] Schultis, K.: Symposion über parenterale Ernährung. Weißenbach a. Attersee, 28.—30. 5. 1964 (im Druck).
[5] Schultis, K.: 1. Weltfettkongreß, 12.—18. 10. 1964, Hamburg. Herausg.: N. Henning und G. Berg: Fette in der Medizin. 6. Folge. Parenterale Ernährung mit Fettemulsionen. Locham bei München: Pallas Verlag 1965.

Künstliche Ernährung: parenteral oder enteral?

Von **E. Kirchner**

Aus der Anaesthesieabteilung der Chirurgischen Universitätsklinik Marburg/Lahn

Die Herren Allgöwer und Gruber haben schon dargelegt, daß wir über die Pathophysiologie der parenteralen Ernährung kaum orientiert sind.

Unsere Einstellung zur parenteralen Ernährung ist deshalb konservativ. Unterstrichen wird diese Auffassung durch Beobachtungen und Untersuchungen, die Franke an unserer Klinik angestellt hat.

Bei Langzeit-Bewußtlosen und Tetanusfällen traten Lungenkomplikationen (Pneumonie, Atelektasen und Lungenödem) als direkte Todesursachen unerklärbar häufig in Erscheinung.

Zur Klärung der dabei auftretenden pathophysiologischen Veränderungen wurde bei 40 Patienten der Verlauf von Sauerstoffsättigung, Sauerstoffkapazität, Kohlensäuredruck, Standardbicarbonat, pH-Wert, Kohlensäuregehalt im Serum, Elektrolytverschiebung und Gesamteiweiß verfolgt.

Bei kurzdauernder Bewußtlosigkeit (bis zu 48 Std) trat regelmäßig eine Hypoxie mäßigen Grades und eine respiratorische Acidose auf. Beide Veränderungen bildeten sich mit zunehmender Aufhellung des Bewußtseins zurück.

Langdauernde Bewußtlosigkeit war von schwerer Hypoxie und ausgeprägten Veränderungen des Säure-Basen-Gleichgewichtes begleitet, die trotz Tracheotomie, Sauerstoffatmung (4 l/min über Nasensonde) und Bicarbonatgaben zwischen dem 6. und 8. Tag infolge der oben erwähnten Lungenkomplikationen zum Tod führten.

Bei Tetanus-Patienten, die beatmet werden mußten, waren Hypoxämie und Acidose weniger ausgeprägt und therapeutisch gut beeinflußbar. — Hypoxie und Acidose konnten demnach nicht die alleinige Ursache für Lungenkomplikationen sein.

Eine gemeinsame Erscheinung bei allen Langzeit-Bewußtlosen war eine Anämie, Herr Schilling zeigte uns einen Hb-Abfall, mit entsprechender Abnahme der Sauerstoffkapazität im arteriellen Blut. Diese Abnahme hielt nur solange an, bis die rein i. v. Flüssigkeits- und Nährstoffzufuhr — es wurden Zucker-Alkohol-Gemische, Aminosäurepräparate, Elektrolyte nach Bilanzuntersuchungen und Konservenblut wegen der Anämie verabfolgt — durch eine orale ersetzt wurde.

Die Anämie wurde in Hundeversuchen als Folge einer Wasserretention erkannt. Die Messung der Flüssigkeitsräume mit Tritium-Wasser (^{3}H),

^{35}S-Thiosulfat und des Erythocytenvolumens mit ^{51}Cr-Markierung erbrachte eine siginifikante Zunahme des Gesamtkörperwassers durch Vermehrung der EZF bei gleichbleibendem Erythrocytenbestand. Die Tiere starben schließlich an Lungenkomplikationen.

Wurden die Hunde statt i. v., über eine Magensonde mit Wasser, Elektrolyten und (Zucker-) Calorien — in gleicher Dosis — versorgt, so blieben die Veränderungen der Wasserräume im Bereich der Fehlerbreite der Methode und die Hunde überlebten.

Am bewußtlosen Menschen konnte die signifikante Zunahme der EZF bestätigt werden.

Die künstliche Flüssigkeits- und Nährstoffzufuhr wird seitdem in zwei Phasen vorgenommen:

a) Ein akuter Flüssigkeitsmangel (Blutverlust, Trauma, Verbrennung, Exsiccose) wird intravenös, wenn ein Schock besteht sofort, sonst möglichst innerhalb von 12 Std ausgeglichen.

Ist bei Bewußtlosen nach 12—24 Std das Sensorium noch nicht aufgehellt, wird tracheotomiert und in gleicher Sitzung transnasal eine Magensonde ein — bzw. eine Witzelfistel angelegt.

b) Die enterale Flüssigkeits- und Nährstoffzufuhr beginnt bei Bewußtlosen am 2. Tag; bei Frischoperierten, wenn der Darm in Tätigkeit ist.

Bei Bewußtlosen sind die Lungenkomplikationen sehr selten geworden, die Sauerstoff-Kapazität des arteriellen Blutes bleibt in vertretbaren Bereichen, Hirndruckerscheinungen traten nicht auf.

Die Überlegenheit einer Flüssigkeits- und Nährstoffzufuhr über den Magen-Darmkanal ist eindeutig:

Überlebensquote und -zeit haben zugenommen.

Es ist durch Einfuhr von 2500—3500 kcal (davon das Doppelte des Normalbedarfs an Eiweiß) möglich, den rapiden Gewichtsverlust zu vermeiden.

Die Hyperacidität des Magens und deren Folgen: Ulcusbildung, Blutung und Perforation, treten nicht mehr auf.

Der Magendarmkanal bleibt in Funktion, die Verdauungssäfte werden sinnvoll ausgenutzt und die Entstehung einer unphysiologischen Darmflora wird verhindert. —

Postoperativ überbrücken wir die Zeit bis zum Ingangkommen der Darmfunktion in geeigneten Fällen mit Lävulose-Alkoholgemischen,denen Elektrolyte als Konzentrate zugesetzt werden. Dazu werden nach Möglichkeit Aminosäure-Lösungen verabfolgt.

In den letzten 18 Monaten haben wir zusammen mit BUSSLER die Wirkung kristalliner Aminosäuren auf die Stickstoff-Bilanz und deren Verträglichkeit untersucht. Dazu standen uns Lösungen verschiedenen Calorien- und Aminosäuregehalts des Präparates Aminofusin® zur Verfügung.

Anfangs hatten wir Schwierigkeiten, die fertig-bilanzierten Lösungen in den Infusionsplan einzubauen. Schließlich gingen wir dazu über, die V. cava sup. mit einem Kunststoffkatheter zu kanülieren und konzentrierte AS-Lösungen im By-pass zu dem gewohnten Lävulose- und Elektrolytkombinationen zu geben.

Damit erreichten wir — bei ausgezeichneter Verträglichkeit — mühelos eine Einfuhr von 100 g AS/Tag und eine signifikante Verbesserung der postoperativen Stickstoff-Bilanz.

Die nachstehende Tabelle zeigt die Mittelwerte unserer Ergebnisse.

Tabelle 1. *Mittelwerte postoperativer N-Bilanzen nach Einfuhr von jeweils 25 cal/kg Körpergewicht und Tag als Kohlenhydrate bei Zugabe von Aminofusion®.* (Eingriffe am Magendarmkanal)

AS-Einfuhr g/kg/Tag	N-Bilanz g/Tag	Anzahl der Messungen
1,4	— 2	22
0,8	— 5	41
0,5	— 8	38
ohne	— 16	25

Die durch Einfuhr von 1,4 g AS/kg/Tag erreichte Bilanz von — 2 g N/Tag — heute vormittag (HELLER 95) wurden uns Zahlen von — 1,96 g N/Tag gezeigt — erklären wir als overflow.

Die Einfuhr von 0,8 g AS/kg und Tag entspricht etwa den heute schon mehrfach empfohlenen 50 g AS/Tag. Man erreicht damit eine signifikante Verbesserung der N-Bilanz gegenüber der durchschnittlichen Ausscheidung von 16 g/Tag (—15,3 g/24 Std im Urin + 1 g/24 Std im Stuhl, zit. nach KUHL)

Ein Mittelwert von — 16 g N/Tag entspricht etwa einer normalen täglichen N-Ausfuhr, von der wir glauben, daß sie weniger durch das „Operationstrauma“ als vielmehr durch die fehlende Nahrungseinfuhr zum Verlustposten wird. Die erzwungene Bettruhe verlangt eine Anpassung des Organismus an die herabgesetzten Stoffwechselbedürfnisse. Von nachteiligem Eiweißkatabolismus kann hier noch nicht die Rede sein.

Literatur

FRANKE, D.: Zur Pathophysiologie der Infusionsbehandlung beim Bewußtlosen, Langenbecks Arch. klin. Chir. **305**, 428 (1964).

BUSSLER, K.: Untersuchungen über den Einfluß kristalliner Aminosäure-Lösungen auf die postoperative N-Bilanz. Dissertation Marburg 1965.

KUHL, E., Metabolism **4**, 143 (1955): Zit. nach Geigy-Tabellen. Aufl. 1960.

Gleichzeitige Verabreichung von Fettemulsionen und Aminosäuren bei parenteraler Ernährung chirurgischer Patienten

Von **K. Jordal**

Aus der Chirurgischen Klinik des Sundby-Krankenhauses, Kopenhagen (Dänemark)

In den letzten vier Jahren haben wir die parenterale Ernährung mit intravenösen Fettemulsionen und Aminosäuren in der prae- und postoperativen Therapie verwendet. In der Zeit vom 1.11.1960—1.3.1964 (40 Monate) wurden an 447 chirurgische Patienten 2551 Fettinfusionen (*Infonutrol*®, 15% Baumwollsaatöl), 3500 Flaschen Aminosäurenlösungen (*Aminosol*®, enzymhydrolysiertes Eiweiß) und *Aminofusin*®, reine kristalline Aminosäuren verabreicht.

Die wichtigsten Indikationen für unsere parenterale Ernährungstherapie zeigt die folgende Übersicht:

	Patienten	Zahl der Infusionen absolut	pro Patient
Ulcus gastroduodenale	191	1147	6,0
Ca. ventriculi	52	380	7,3
Ca. recti	31	162	5,2
Ca. coli	44	264	6,0
Ca. pancreatis	15	84	5,6
Ca. ösofagi	2	40	20,0
Pankreatitis	11	35	3,2
Ulcus duodeni perfor.	8	50	6,3
Nierenkrankheiten	16	96	6,0
Peritonitis (Append.)	7	24	3,4
Trauma	8	75	9,3
Colitis ulcerosa	2	17	8,5
Choledocholithiasis	11	37	3,3
Ileus	18	52	2,9
Varia	23	109	4,7

In der letzten Spalte ist die durchschnittliche Anzahl von Fettinfusionen pro Patient angegeben. Es ist schnell zu übersehen, daß unser wichtigstes Indikationsgebiet chirurgische Eingriffe am Magen-Darmkanal betrifft.

Da es eher physiologischen Verhältnissen entspricht, die Calorien für den Eiweißaufbau *gleichzeitig* mit den zugeführten Aminosäuren zu verabreichen, wurden Fettemulsion und Aminosäurenlösung immer durch eine gemeinsame Kanüle infundiert (s. Abb. 1). Wie an anderer Stelle von uns erwähnt, war die Häufigkeit von Nebenreaktionen bei diesem Verfahren mit *gleichzeitiger* Infusion von Fettemulsion und Aminosäuren nicht höher als bei der *sukzessiven* Infusion von *zuerst* Fettinfusion, *danach* Aminosäurenlösung.

Die Häufigkeit von Nebenwirkungen betrug insgesamt weniger als 5% (Kopfweh, Erythem, Übelkeit, Erbrechen, Temperatursteigerung). Wir

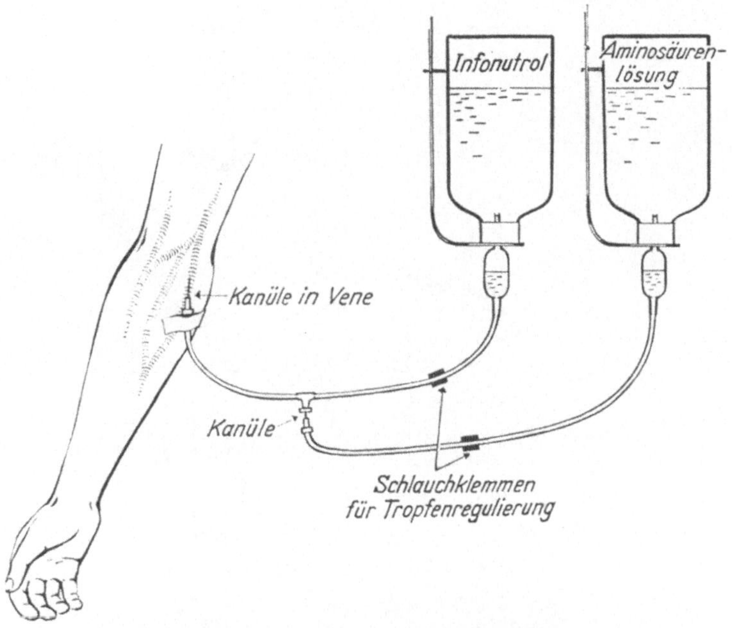

Abb. 1. Gleichzeitig Infusion von Fettemulsion und Aminosäurenlösung

haben keine „Kolloidreaktion" registriert. Auch das sog. „fat overloading syndrome" ist nie aufgetreten. 34 von unseren Patienten haben bei täglicher Verabreichung mehr als 10 Fettinfusionen bekommen.

Es fehlt mir die Zeit ,die zahlreichen Laboruntersuchungen zu erwähnen, die wir durchgeführt haben. Ganz kurz kann ich sagen, daß wir keine irreversiblen toxischen Leberschäden gefunden haben. Bei 53 Patienten haben wir *vor* und *nach* den Fettinfusionen Leberbiopsien vorgenommen. Bei 48% von den Patienten haben wir "intravenous fat pigment" nachgewiesen. Wir haben weiter beobachtet, daß diese Pigmentablagerung reversibel ist. Wir haben keine Nekrose, fettige Degeneration oder Vakuolisierung gefunden.

Bei Dauerinfusionen haben wir immer Katheter in die Vena cava inferior eingelegt. Wir verwenden einen Plastikkatheter (für Ureterkatheterisation) Nr. 8—10. In den letzten Zeit haben wir, um die Thrombosengefahr zu vermindern, den *Bowers*-Katheter eingeführt. *Bowers*-Katheter besteht aus zwei Plastikröhren, eine kurze und eine lange Röhre. Durch die lange Röhre, die in die Vena cava inferior oder iliaca communis eingeführt wird, werden die Infusionslösungen infundiert, während man durch die kurze Röhre eine physiologische (isotonische)Kochsalzlösung mit Heparin (10000 E/l) mit einer Tropfgeschwindigkeit von 5 Tropfen/min, entsprechend 300 ml pro

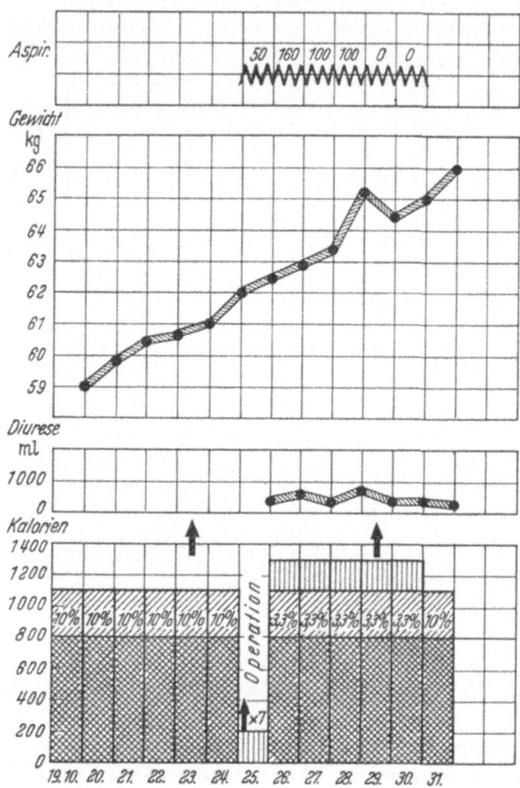

Abb. 2. Parenterale prä- und postoperative Ernährung bei einem Fall von Magencarcinom. Gastrectomia totalis. *Fettinfusion:* Schwarze Säulen. *Aminosäurenlösung:* Schräg schraffiert. *Kohlenhydrate:* Vertikal schraffiert. *Gewichtssteigerung:* 7 kg. Die ersten postoperativen Tage Aspiration mit Magensonde. Keine orale Ernährung

die, infundiert. Diese Heparinlösung fließt an der langen Röhre entlang und verhindert dadurch die Thrombosebildung.

Abschließend gebe ich einige Beispiele unserer prä- und postoperativen parentereralen Ernährungstherapie: (Abb. 2 und 3).

1. Parenterale prä- und postoperative Ernährung bei einem Fall von Magencarcinom. Gastrectomia totalis. *Fettinfusion:* Schwarze Säulen. *Aminosäurenlösung:* Schräg schraffiert. *Kohlenhydrat:* Vertikal schraffiert. *Gewichtssteigerung:* 7 kg. In den ersten postoperativen Tagen Aspiration von Magensonde. Keine orale Ernährung.

2. Übersicht über parenterale Ernährung bei einem 63 jährigen Mann. Er wurde am 26.9.1963 wegen eines Ulcus duodeni perforatum operiert. Komplizierter postoperativer Verlauf mit totaler Ventrikelretention, Fistelbildung mit Galle -und Pankreassekretion durch die Bauchwand.

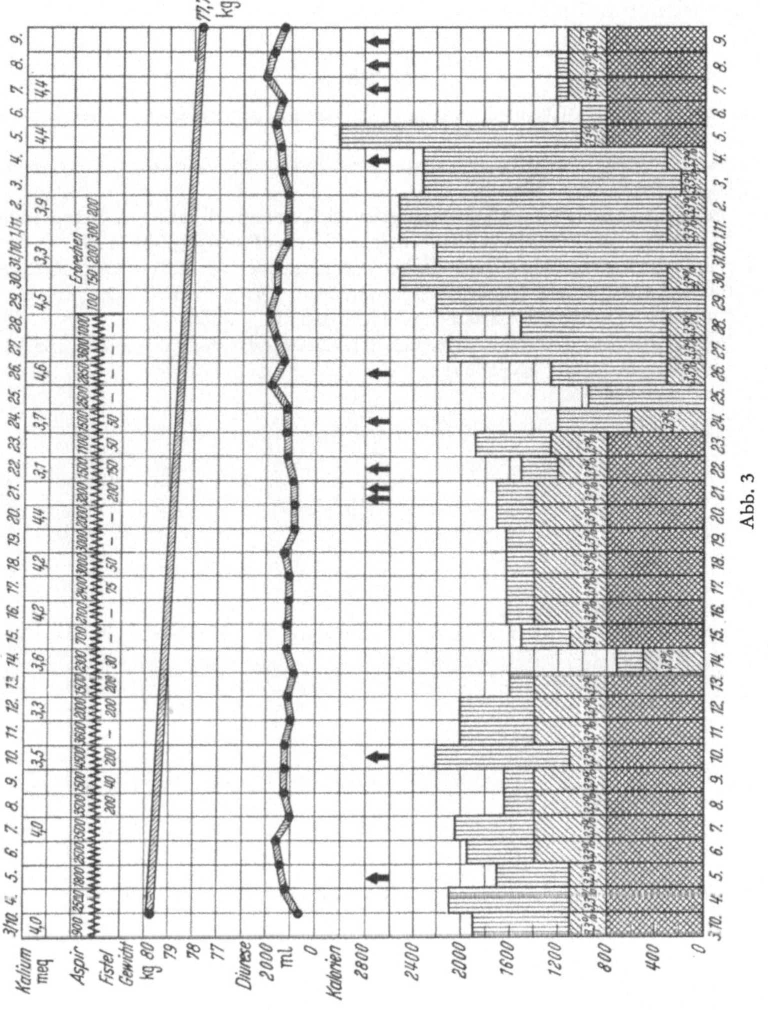

Abb. 3

Ausschließliche parenterale Infusionsernährung von 1.10.1963 bis 9.11.1963 (40 Tage). *Totale Ventrikelaspiration:* 61 l. *Parenterale Zufuhr:* 138 l. 11 Bluttransfusion a 500 ml, mit Pfeilen markiert. *Diurese* fast konstant. *Fettinfusion:* Schwarze Säulen. *Aminosäureninfusion:* Schräg schraffiert. *Kohlenhydrate mit Elektrolyten:* Vertikal schraffiert. Oben *Serumkaliumwerte* in maeq. Es wurden insgesamt 251 g Kaliumchlorid parenteral zugeführt. *Körpergewicht* am Anfang: 79,8 kg, am Ende der parenteralen Infusionsperiode: 77,7 kg; *Gewichtsverlust:* 2,1 kg im Laufe von 40 Tagen mit rein parenteraler Ernährung. Spontane Heilung der Fistel. Der Patient konnte bald danach das Krankenhaus verlassen. Sondenernährung wurde versucht, war aber undurchführbar.

Literatur

JORDAL, K., and B. CLAUSEN: Clinical use of intravenous fat emulsions in surgical patients. Dan. med. Bull. **10**, 1 (1963).

— and M. PETRI: Liver biopsies after intravenous fat emulsions. Dan. med. Bull. **10**, 9 (1963).

— Clinical use of intravenous fat emulsions in surgical patients. Experience with 1539 infusions in 200 patients. Nutr. et Dieta (Basel) **5**, 414 (1963).

— Klinische Anwendung und Erfahrungen bei der Verabreichung intravenöser Fettemulsionen an chirurgische Patienten. Wiss. Veröff. Dtsch. Gesellsch. f. Ernähr. Darmstadt: Steinkopff 1963. Bd. **11**, S. 150.

— Proteinzufuhr in der parenteralen Ernährung in der Chirurgie. Int. Z. Vitaminforschung **35**, 26 (1965).

Anwendung der parenteralen Ernährung in der operativen Gynäkologie

Von **L. Heller**

Aus der Universitäts-Frauenklinik Frankfurt am Main
(Direktor: Prof. Dr. O. Käser)

Die Prognose des operierten Kranken wird heutzutage wesentlich von einer zweckmäßigen prä- und postoperativen Behandlung mitbestimmt. Zahlreiche große chirurgische Eingriffe wären ohne gründliche und ausreichende Vorbehandlung gar nicht denkbar. Oft ist es von großer Bedeutung den Patienten präoperativ in einen ausreichenden Kräfte- und Ernährungszustand zu bringen und ihn postoperativ in gutem Zustand zu erhalten. Neben dem Wasser- und Elektrolythaushalt und der Korrektur etwaiger auftretender Störungen spielt für Heilung und Rekonvaleszenz der Stoffwechsel eine ausschlaggebende Rolle. Ein reichlicher Protein-und Energieumsatz kommt den Heilungsvorgängen im Wundgebiet zugute. Schlecht ernährte und vorgeschwächte Patienten sind erfahrungsgemäß einer erhöhten Komplikationsrate ausgesetzt [1, 4, 7, 16, 19, 28, 29, 37, 45]. Hieraus ergibt sich zwingend die Forderung nach einer ausreichenden Ernährung des Frischoperierten, die naturgemäß oft auf oralem Wege nicht oder nicht genügend erfolgen kann. Im Vordergrund stehen dabei der Stickstoffersatz und die Deckung des Calorienbedarfes. Im folgenden werden einige Probleme der parenteralen Ernährung unter Berücksichtigung spezieller Fragestellungen auf dem Gebiet der Gynäkologie und Geburtshilfe besprochen, nämlich:

1. Wie groß sind die Stickstoffverluste bei großen gynäkologischen Operationen und welche Ursachen haben sie?
2. Wie können diese postoperativen Stickstoffverluste gedeckt oder wenigstens vermindert werden?
3. In welchem Umfang werden parenteral zugeführte Aminosäurengemische utilisiert?
4. Kann die Zufuhr weiterer Calorienträger die Stickstoffbilanz verbessern?
5. Welche Besonderheiten ergeben sich für die parenterale Ernährung in der operativen Geburtshilfe?

In der Gynäkologie wird eine langfristige parenterale Ernährung nur selten notwendig. Sie kann gelegentlich bei Carcinompatientinnen erforderlich sein, aber auch dann in der Regel nur als Zusatz zu einer qualitativ oder quantitativ ungenügenden natürlichen Ernährung. Ganz allgemein gilt der Grundsatz: *Sobald oder solange eine ausreichende orale Nahrungsaufnahme möglich ist, bedarf es einer parenteralen Ernährung nicht.*

Die N-Verluste in der postoperativen Phase sind wesentlich von Größe, Umfang und Dauer des Eingriffes abhängig. Sie entstehen nicht etwa in erster Linie durch Blutverlust, Gewebszertrümmerung und Lympherguß in die Spalten der Wundhöhlen, wenngleich diesen Faktoren eine gewisse Rolle zukommt. Überwiegend werden sie durch das katabole Stoffwechselgeschehen unter dem Einfluß von Narkose und Operation sowie von den Stoffwechselstörungen in den ersten Tagen post operationem bestimmt. Die N-Verluste im Wundgebiet selbst sind, gemessen am Gesamtverlust, oft nur gering.

Bei den großen Operationen in der Gynäkologie wie der Radikaloperation nach Wertheim-Okabayashi wird nach dem Vorschlag von Käser [25] in die beiderseits entstehenden Wundhöhlen ein Redondrain eingelegt und das Wundsekret abgesaugt. Durchschnittlich beläuft sich das abgesaugte Sekret in den ersten 4 Tagen auf 492 ml (Tab. 1). Es hat einen Stickstoffgehalt von insgesamt 4,4 g.

Tabelle 1. *Abgesaugtes Wundsekret bei der Radikaloperation nach* Wertheim (n = 18)

Tag	H_2O/ml	N/g	Na/mg	Cl/mg	K/mg	Ca/mg
OP	312	3,2	995	966	68	21
1	113	0,8	347	374	26	9
2	31	0,2	101	95	6	2
3	36	0,2	108	100	4	1
Total	492	4,4	1551	1535	104	33

Bei 10 Radikal-Operationen wurde der N-Verlust im Wundsekret und im Harn am Operationstag und den 4 nachfolgenden Tagen bestimmt, an denen diese Patienten oral praktisch nichts zu sich nehmen (Tab. 2). Im Mittel verlieren diese Frauen in den ersten 5 Tagen 58,0 g N; davon stammen 52,8 g N aus dem Harn, nur 5,2 g aus dem Wundsekret.

Tabelle 2. *N-Verluste bei der Wertheimschen Radikaloperation* (n = 10)

Tag	Harn		Wundsekret		Zusammen	
	ml	g N	ml	g N	ml	g N
OP	560	9,9	390	3,9	950	13,8
1	710	11,2	145	0,8	855	12,0
2	875	12,8	75	0,4	950	13,2
3	1200	10,7	20	0,1	1220	10,8
4	1250	8,2	—	—	1250	8,2
Total	4595	52,8	630	5,2	5225	58,0

Unter der Operation 1,5—2 l Blut. Orale Ernährung: Etwa ab 3. Tag

Noch größere N-Verluste finden sich bei den ultraradikalen Operationen (Tab. 3). Bei der totalen Exenteration des kleinen Beckens (Anlage einer Dünndarmblase nach BRICKER und eines Anus praeternaturalis) wurden in den ersten 8 Tagen mit dem Harn 99,1 g N ausgeschieden, mit dem Wundsekret gingen 11,4 g N verloren. Die gesamte negative N-Bilanz beläuft

Tabelle 3. *N-Verluste bei der totalen Exenteration des kleinen Beckens* (m. Dünndarmblase nach BRICKER, Anus praeternat.)

Tag	Harn		Wundsekret		Zusammen	
	ml	g N	ml	g N	ml	g N
OP	530	8,2	240	2,4	800	10,6
1	1000	11,8	235	1,9	1235	13,7
2	1350	12,7	140	0,9	1490	13,7
3	1700	13,9	265	1,7	1965	15,5
4	1940	24,8	260	1,6	2200	26,4
5	1300	13,8	300	1,6	1600	15,4
6	1100	10,1	200	0,9	1300	11,0
7	500	3,8	90	0,4	590	4,2
Total	9420	99,1	1760	11,4	11180	110,5

Unter der Operation —2,5 l Blut. Orale Ernährung: Etwa ab 5. Tag

sich also auf 110,5 g. Um diese Zahlen zu beurteilen, muß man sich folgendes vergegenwärtigen: Der 70 kg schwere Mensch hat einen Gesamtbestand von rund 1750 g Protein-N; der Verlust von 1 g N entspricht dem Verlust von rund 25 g Muskelgewebe. Der postoperative Verlust von 100 g Stickstoff entspricht also dem Verlust von 2,5 kg Skeletmuskulatur. Hieraus wird deutlich, welch großen Eingriff in den Stoffwechsel derartige Operationen bedeuten.

Es fällt nun auf, daß der Stickstoffverlust durch das Wundsekret nur rund 10% des Gesamtstickstoffverlustes ausmacht. Natürlich gelingt es nicht, mit Hilfe des Redondrains das Wundsekret vollständig abzusaugen. Aber selbst wenn nur die Hälfte des Sekretes erfaßt würde, so bleibt die Differenz zwischen Gesamt-N-Verlust und Sekret-N-Verlust außerordentlich groß. *Man kann mit Sicherheit sagen, daß der weitaus größte Teil des postoperativen N-Verlustes eine Folge des allgemeinen Zellkatabolismus ist. Der allgemeine postoperative Proteinkatabolismus ist um so größer, je umfangreicher und langdauernder der operative Eingriff ist.*

Es ist nun nicht möglich, in der postoperativen Phase routinemäßig N-Bilanzen durchzuführen. Um so mehr muß davor gewarnt werden, die Plasmaproteinkonzentration nach Operationen als Kriterium des Proteinstoffwechsels zu werten. Die alte Faustregel, daß bei einem Gesamteiweißwert von mehr als 6 g-% der Eiweißhaushalt ausgeglichen ist, hat postoperativ keine Gültigkeit. Infolge Hämokonzentration und Bluttransfusion finden sich oft normale Plasmaproteinwerte; dennoch besteht ein allgemeiner Hypoproteinismus und vor allem eine negative N-Bilanz [1, 4, 34, 45, 46, 47].

Wie kann der postoperative N-Verlust gedeckt und der allgemeine Zellkatabolismus weitgehend verhindert werden? Hierzu ist die Bluttransfusion völlig ungeeignet. 1 l Plasma enthält rund 11 g Protein-N. Um postoperative N-Verluste auch nur annähernd zu decken, müßten also bei größeren Eingriffen im Bauchraum täglich 1000 ml Plasma oder mindestens 1500 ml Blut transfundiert werden; dies ist schon aus hämodynamischen Gründen nicht möglich [37, 41]. Weitaus wichtiger ist aber, daß der Stickstoff aus den Plasmaprotein überhaupt nicht sofort zur Verfügung steht, da die Plasmaproteine eine biologische Halbwertszeit von 25 bis 30 Tagen haben [37]. Schließlich kommen die allgemeinen Probleme der Bluttransfusion hinzu (Kosten, personeller Aufwand, mögliche Transfusionszwischenfälle). Vom Standpunkt der parenteralen Ernährung aus gesehen gilt: *Blut ist teuer, liefert wenig Calorien sowie wenig verfügbaren Stickstoff, und es birgt die Gefahren der Transfusionsreaktionen in sich.* Dieser Satz gilt in nahezu gleicher Weise für die Serumkonserve. Bluttransfusion und Seruminfusion kommen für die parenterale Ernährung nicht in Betracht.

Eine optimale N-Substitution stellt dagegen die Infusion von Aminosäurenlösungen dar. Hiermit werden dem Organismus die Eiweißbausteine in sofort verwertbarer Form angeboten. Klinisch und experimentell haben sich Gemische kristalliner Aminosäuren am besten bewährt. Das von uns verwendete Gemisch* ist nach der von ROSE [35, 36] angegebenen Formel zusammengesetzt („safe intake"). Es enthält außerdem als unspezifischen N-Donator Glycin, weiterhin Arginin, um einen möglichen Anstieg des Blutammoniakspiegels zu verhindern. Da eine optimale Nutzung der Aminosäuren für Baustoffwechselzwecke nur bei gleichzeitiger Zufuhr eines Kalorienträgers erreicht wird, enthalten die handelsüblichen Infusionslösungen Sorbit. Glucose ist als Zusatz ungeeignet, da sie beim Sterilisieren mit den Aminosäuren eine Maillard-Reaktion eingeht. Die hierbei entstehenden Verbindungen sind biologisch aktiv [28].

Über die Frage der Utilisation der infundierten Aminosäurengemische geben N-Bilanzen und α-Amino-N-Bilanzen Auskunft. Solche Bilanzen wurden bei 20 Frauen durchgeführt, bei denen eine abdominale Hysterektomie vorgenommen werden mußte (Tab. 4). Die erste Gruppe von 10 Frauen erhielt am Operationstag 500 ml Konservenblut, sowie 1000 ml Glucose- bzw. Elektrolytlösung. Am 1. postoperativen Tag wurden 50 g Aminosäuren in 5%iger Sorbitlösung infundiert. Dies entspricht einer parenteralen Zufuhr von 7,2 g α-Amino-N. Am 2. Tag erhielten die Frauen wieder Glucose- bzw. Elektrolytlösungen, dazu oral etwas Haferschleim und Fleischbrühe.

* Aminofusin Pfrimmer.

Man sieht, daß die N-Ausscheidung gegenüber dem Vortag am Versuchstag unverändert bleibt, Hingegen steigt die Ausscheidung von α-Amino-N von 135,8 mg/Tag auf 590,0 mg/Tag im Mittel an. Setzt man die

Tabelle 4. *Verwertung von Aminosäureinfusionen bei frischoperierten Frauen*

Infusionstherapie	Tag	Harnausscheidung		
		Gesamt-N g	α-Amino-N mg	α-Amino-N in % des Gesamt-N
500 ml Blut, 1000 ml Elektrolyt-/Glucoselösung	Vortag (O. P.)	7,47	135,8	1,81
50 g Aminosäuren = 7,2 g α-Amino-N	Haupttag	7,35	590,0	8,03
Elektrolytlösung, Haferschleim, Fleischbrühe	Nachtag	11,52	282,9	2,54

Es wurden also rund 92% des α-Amino-N verwertet.

Ausscheidung zur Zufuhr in Beziehung, so zeigt sich, daß den 7,2 g infundiertem α-Amino-N eine Mehrausscheidung von nur 450 mg gegenübersteht. Es wurden also rund 92% der infundierten Aminosäuren verwertet. Diese hohe Utilisationsrate bei unseren Operierten steht in Übereinstimmung mit Werten, die von Internisten und Pädiatern gefunden wurden [2, 3, 8, 12, 38].

Nun wäre allerdings die Annahme falsch, daß die i.v. zugeführten Aminosäuren restlos in den Baustoffwechsel eingehen würden. Daß dies keineswegs der Fall ist, zeigen die Verhältnisse am Nachtag: Während die α-Amino-N-Ausscheidung wieder absinkt, steigt die Ausscheidung des Gesamt-N erheblich an, obwohl an diesem Tag praktisch kein N zugeführt wurde. Der Anstieg von knapp 4 g entspricht rund 55% des zugeführten α-Amino-N. Hieraus ist zu folgern, daß etwas weniger als die Hälfte der infundierten Aminosäuren für Zwecke des Baustoffwechsels genutzt wird. Immerhin ist das noch eine beträchtliche Menge, wenn man bedenkt, daß es bei Eingriffen im Bauchraum am 1. postoperativen Tage ausgeschlossen ist, auch nur annähernd gleichgroße Mengen N bzw. α Amino N oral zuzuführen.

Bei der zweiten Gruppe von 10 Frauen wurde unter völlig gleichen Bedingungen die Zufuhr auf 100 g Aminosäuren, entsprechend einer Zufuhr von 14,4 g α-Amino-N, erhöht. Hier setzt der Anstieg der Gesamt-N-Ausscheidung bereits am Versuchstag ein, und auch die α-Amino-N-Ausscheidung liegt wesentlich über derjenigen der ersten Gruppe (Tab. 5). Auch am Nachtag sind beide Ausscheidungswerte noch wesentlich erhöht. Die Utilisation der infundierten Aminosäuren beträgt in dieser Gruppe zwar auch noch rund 92%, jedoch kann die N-Bilanz durch die Steigerung der Aminosäurenzufuhr nicht mehr verbessert werden. Zudem ist der Anteil der energetisch genutzten Aminosäuren offensichtlich angestiegen. Eine extrem hohe Zufuhr von Aminosäuren erscheint also unrationell. Sie wird ebenso wie eine zu rasche Infusion den α-Amino-N im Blut rapid in die

Tabelle 5. *Verwertung von Aminosäureninfusionen bei frischoperierten Frauen*

Infusionstherapie	Tag	Harnausscheidung		
		Gesamt-N g	-Amino-N mg	-Amino-N in % des Gesamt-N
500 ml Blut, 1000 ml Elektrolyt-/Glucose-lösung	Vortag (OP)	6,91	143,9	2,08
100 g Aminosäuren 14,4 g -Amino-N	Haupttag	9,96	860,9	8,65
Elektrolytlösung, Haferschleim, Fleischbrühe	Nachtrag	9,47	484,5	5,12

Höhe schnellen lassen, sodaß es zu einem Überlaufen der Aminosäuren in der Niere kommt („ower flow mechanism").

Für die postoperative N-Substitution mit Aminosäurengemischen kann man in der operativen Gynäkologie nach folgenden allgemeinen Richtlinien vorgehen: *Es genügt, den Basisbedarf an Stickstoff zu decken; schon hierdurch wird der allgemeine Zellkatabolismus hintangehalten und die postoperativ stets negative N-Bilanz wesentlich verbessert.* Der Nutzeffekt der infundierten Aminosäuren ist abhängig von der infundierten Menge und von der Infusionsgeschwindigkeit. Je mehr in der Zeiteinheit infundiert wird, um so schlechter ist die Nutzung für den Baustoffwechsel. Praktisch heißt das: Bei normalen abdominalen und größeren vaginalen Eingriffen genügt in den ersten postoperativen Tagen normalerweise die Infusion von 1000 ml einer 3%igen Aminosäurenlösung zur Deckung des Basisbedarfs. Bei radikalen und ultraradikalen Operationen kommt man im allgemeinen mit 1000 ml einer 5%igen Lösung aus. Eine höhere Dosierung vermag die Nutzung für den Baustoffwechsel nicht mehr entscheidend zu verbessern. Dies kann allerdings durch die Zufuhr weiterer Calorienträger geschehen, eine Frage, mit der wir uns später noch befassen wollen.

Zunächst soll der Frage nach der Utilisation der einzelnen Aminosäuren noch nachgegangen werden. Sie besitzt ein um so größeres Interesse, als ein Teil der in den handelsüblichen Lösungen enthaltenen Aminosäuren als Racemat vorliegt. Früher nahm man an, daß die d-Isomeren nicht genutzt werden, ja daß sie sogar toxisch wirken können. Inzwischen hat Lang tierexperimentell die Unschädlichkeit von d-Aminosäuren nachgewiesen [28]. Zu dem gleichen Ergebnis kamen Greenstein und Winitz in umfangreichen, sich über Jahre erstreckenden Untersuchungen am Menschen [11].

Für Untersuchungen zur Frage der Utilisation einzelner Aminosäuren schienen uns Gravide besonders geeignet, weil bei ihnen physiologisch eine Hyperaminoacidurie besteht. In gemeinsamer Arbeit mit BECHER und BECK wurde die Ausscheidung der essentiellen Aminosäuren bei Hochschwangeren (36. bis 40. Schwangerschaftswoche) vor und nach Infusion eines Aminosäurengemisches bestimmt. [17]. Es wurde die säulenchromatographische Methode nach MOORE und STEIN in geringfügiger Modifikation benutzt [31].

Tabelle 6. *Hyperaminoacidurie in der Schwangerschaft*

	Normal	Gravide
Histidin	79-208	247- 907
Lysin	0- 16	75- 187
Arginin	2- 11	233- 330
Methionin	3- 12	0- 28
Threonin	5- 33	66- 370
Glycin	67-312	350-1360
Valin	0- 30	34- 65
Isoleucin	5- 20	19- 50
Alloleucin	0	0
Leucin	2- 16	28- 35
Phenylalanin	6- 41	33- 113

Alle Angaben in mg pro 24 Std.

Zunächst ist die Aminosäurenausscheidung von gesunden Nichtschwangeren und Schwangeren gegenübergestellt (Tab. 6). Man sieht, daß an der Schwangerschaftshyperaminoacidurie nicht alle Aminosäuren gleichmäßig beteiligt sind. So findet sich ein erheblicher Anstieg von Lysin, Arginin, Threonin, Phenylalanin und ganz besonders von Histidin und Glycin. Andere Aminosäuren wie Methionin, Valin und Leucin sind nur geringfügig vermehrt vorhanden*.

Infundiert man nun 500 ml eines 5%igen Aminosäurengemisches, so erfolgt ein weiterer Anstieg der Aminosäurenausscheidung im Harn (Tab. 7). Die Mehrausscheidung betrifft praktisch nur die infundierten Aminosäuren, allerdings in recht unterschiedlichem Maße. Es findet sich keine lineare Proportion zwischen der Zufuhr einer Aminosäure und der Zunahme ihrer Ausscheidung im Harn. Für jede einzelne Aminosäure wurde nun die Utilisationsrate berechnet, und zwar sowohl für die Gesamtmenge wie auch für die jeweilige d-Form (Tab. 8). Die geringsten Verluste treten bei Histidin, Lysin, Arginin und Leucin auf, außerdem bei Glycin. Alle

* Auf die Probleme des Ausscheidungsmechanismus der Aminosäuren während der Gravidität kann hier nicht eingegangen werden. Unsere Untersuchungen bringen auch hier neue Gesichtspunkte.

diese Aminosäuren liegen in der von uns verwendeten Infusionslösung ausschließlich in der l-Form vor; in allen diesen Fällen liegt die Utilisationsrate über 90%. Selbst Alloisoleucin wurde zu 67,1% genutzt.

Tabelle 7. *Aminoacidurie bei Schwangeren nach i. v. Aminosäuren-Zufuhr*

	Infusion mg/AS	vor	nach
		Belastung	
Histidin	503	245- 907	384-1080
Lysin	1100	75- 187	77- 194
Arginin	1540	233- 330	144- 375
Methionin	575	0- 28	169- 297
Threonin	1600	66- 370	470- 989
Glycin	12500	350-1360	916-2934
Valin	1600	34- 65	32- 727
Isoleucin	1007	19- 50	147- 249
Alloleucin	349	0	15- 170
Leucin	1100	28- 85	16- 90
Phenylalanin	1850	33- 113	325- 651

Ausscheidung in mg/24 Std.

Tabelle 8. *Utilisationsraten von Aminosäuren nach der Infusion von 500 ml einer 5%igen, racemathaltigen Aminosäurenlösung* (40 Analysen an 10 Versuchspersonen)

	% der Gesamtmenge	% der D-Formen
Histidin	91,6 (72,4—100)	—
Lysin	99,3 (96,0—100)	—
Arginin	99,0 (95,1—100)	—
Methionin	83,2 (77,3—89,6)	64,8 (50,9—77,6)
Threonin	67,7 (51,0—85,8)	35,5 (2,0—71,6)
Glycin	94,3 (93,1—100)	—
Valin	70,2 (57,8—99,0)	40,2 (15,6—98,1)
Isoleucin	73,8 (64,6—84,7)	30,1 (5,5—59,3)
Alloisoleucin	67,1 (50,5—96,0)	—
Leucin	99,7 (98,7—100)	—
Phenylalanin	77,6 (67,5—85,2)	55,1 (35,0—70,3)

Verwertung der d-Isomeren 48,9% (2—98%).
(L. HELLER, A. BECHER u. A. BECK 1963)

Es wurde jedoch auch von den l-Formen weitaus weniger mit dem Harn ausgeschieden, als man nach bisheriger Auffassung erwarten durfte. Die durchschnittliche Utilisationsrate für die d-Isomere liegt bei 48,9%. Im Einzelfalle bestehen allerdings ganz erhebliche Schwankungen; die Schwankungsbreite liegt zwischen 2% und 98%. Die schlechteste durchschnittliche Verwertung zeigt d-Isoleucin mit 30,1%, die beste d-Methionin mit durchschnittlich 64,8%. Unabhängig von uns kam der Arbeitskreis von BANSI zu prinzipiell gleichen Ergebnissen [2, 3, 32]. Dort ergab sich eine Verwertung der d-isomeren Aminosäuren zwischen 20% und 75%.

Die hier dargelegten Ergebnisse und die unabhängig von uns durch Bansi *erhobenen Befunde haben eine unerwartet hohe Utilisation der d-Aminosäuren bewiesen.* Über die Ursachen für die hohe Verwertung von d-Aminosäuren lassen sich bisher nur Vermutungen anstellen. Es kommen in Betracht:Die Umgehung der Resorption aus dem Darm, weiterhin veränderte Clearance-Werte in der Niere nach Infusion von Aminosäuren, und schließlich das bisher noch ungeklärte Problem der Stereonaturalisation.

Schließlich ergibt sich aus der Berechnung der Gesamtverwertung (Tab. 9): Die Schwangeren scheiden am Tage vor der Infusion im Mittel

Tabelle 9. *Aminosäureausscheidung im 24-Std-Harn von Schwangeren vor und nach Infusion von 500 ml einer 5%igen, racemathaltigen Aminosäurelösung*
(Durchschnittswerte aus 40 Analysen bei 10 Frauen)

	24-Std-Harn vor der Infusion g/Tag	24-Std-Harn am Tgae der Infusion g/Tag	Differenz
Gesamtausscheidung	3,55 g	5,90 g	+2,35 g
In der Infusion enthaltene Aminosäuren	2,18 g	4,68 g	+2,50 g
Nicht in der Infusion enthaltene Aminosäuren	1,37 g	1,22 g	—0,15 g

Von den 25 g infundierten Aminosäuren sind nur 2,5 g im Harn verloren gegangen
(L. Heller, A. Becher u. A. Beck, 1963)

3,55 g Aminosäuren, am Infusionstage 5,9 g Aminosäuren aus; die Zunahme beträgt also 2,35 g. Die Zunahme der in der Infusion enthaltenen Aminosäuren allein beläuft sich jedoch schon auf 2,5 g. Demzufolge weisen die nicht in der Infusion enthaltenen Aminosäuren am Infusionstag gegenüber dem Vortag ein Ausscheidungsdefizit auf. Dies spricht dafür, daß die Infusion essentieller Aminosäuren die Verwertung körpereigener, nicht essentieller Aminosäuren verbessert. — Insgesamt gingen von den infundierten 25 g Aminosäuren nur 2,5 g mit dem Harn verloren. *Wie bei den Untersuchungen an Frischoperierten ergibt sich auch bei Graviden eine Gesamtverwertung von 90%.*

Eine Verbesserung der N-Bilanz und eine optimale Nutzung der Aminosäuren für Baustoffwechselvorgänge ist nur zu erreichen, wenn der Energiebedarf des Körpers anderweits gedeckt wird. Daher sind — neben anderen Gründen — den handelsüblichen Aminosäurenlösungen bereits Calorienspender (Sorbit, Xylit, auch Äthylalkohol) zugesetzt. Sie liefern jedoch nur eine begrenzte Calorienzahl. Der auf 2500—2800 Cal gesteigerte Energiebedarf in der postoperativen Phase kann durch Kohlenhydratinfusionen nicht gedeckt werden. 1 l isotonischer Glucoselösung enthält nur 225 Cal, die 10%ige Lösung liefert 400 Cal pro Liter. Um den Bedarf zu decken, müßten also enorme Flüssigkeitsmengen infundiert werden.

Die längerfristige Infusion höherprozentiger Glucoselösungen führt zu Venenwandschäden und Thrombophlebitiden. Zudem kommt es zu einem erheblichen Anstieg des Blutzuckerspiegels und zur renalen Ausscheidung.

Zur Deckung des Energiebedarfs bieten sich die intravenös applizierbaren Fettemulsionen an. Sie stellen einen entscheidenden Fortschritt in der parenteralen Ernährung dar.

Pro Liter enthalten die

10%igen Fettlösungen . . . . 1100—1200 Cal
15%igen Fettlösungen . . . . etwa 1750 Cal
20%igen Fettlösungen . . . . etwa 2000 Cal

Über gute klinische Erfahrungen mit der Fettinfusion liegen zahlreiche Mitteilungen vor [5, 6, 9, 10, 14, 15, 23, 24, 26, 27, 38, 42, 43, 44, 48, 49].

Die Emulsionen wurden in den letzten Jahren soweit verbessert, daß bei ordnungsgemäßer Durchführung der Infusion praktisch keine Komplikationen auftreten. Bei den letzten 200 Fettinfusionen haben wir keine ernsthaften Zwischenfälle mehr gesehen. Sofortreaktionen, die unter dem Begriff des Kolloidsyndroms zusammengefaßt werden (Kopfschmerzen, Übelkeit, Temperatursteigerung, Brechreiz, Beklemmungsgefühl, Rückenschmerzen und Dyspnoe) treten heute praktisch nicht mehr auf, wenn die Vorschriften über die Infusionsgeschwindigkeit eingehalten werden. Entscheidend sind nach unseren Erfahrungen stets die ersten Minuten; wenn man mit 3—5 Tropfen pro min beginnt und langsam innerhalb von 10 bis 12 min auf 30 Tropfen pro min steigert, ist das Kolloidsyndrom mit fast absoluter Sicherheit zu vermeiden.

Tabelle 10. *Gesamtlipide im Serum bei Infusion von 50 und 100 g Fett* (Infusionsdauer: 6 Std)

Zeit	Gesamtlipide mg-%	
	50 g Fett ($n = 28$)	100 g Fett ($n = 22$)
vor Infusion	670	620
nach 3 Std	950	1600
nach 6 Std	1380	2250
nach 9 Std	1150	1620
nach 12 Std	950	1400
nach 24 Std	660	640

Zwar wird nun nach 15 min eine höhere Infusionsgeschwindigkeit von 40, ja 60 Tropfen pro min im allgemeinen toleriert. Diese Steigerung ist aber nicht zweckmäßig, weil die rasche Überschwemmung des Organismus mit Fett zu einer schlechteren Verwertung führt. Höhe und Dauer der Postinfusionshyperlipämie sind von der Gesamtfettmenge und der in der Zeiteinheit applizierten Fettmenge weitgehend abhängig (Tab. 10). Hierüber besteht allgemeine Übereinstimmung [38]. Das gleiche gilt für die passagere Ketonämie, die wir häufiger beobachteten [14].

Die Gesamtmenge, die täglich mit Fettemulsionen parenteral verabfolgt werden kann, liegt zwischen 1 und 2 g Fett pro kg Körpergewicht

* Der Anstieg der Calorien pro Liter ist nicht linear, weil der wäßrigen Phase der Emulsionen Sorbit oder Glycin zur Herstellung der Isotonie zugesetzt ist. Wir verwendeten Lipofundin, Braun-Melsungen.

[27, 28, 33, 34, 38, 42, 43, 44, 48, 49]. Höhere Dosen führen zur Einlagerung des infundierten Fettes in die Organe. Hält man sich an die Regel, nicht mehr als 1 g Fett/kg Körpergewicht zu infundieren, so tritt das Überladungssyndrom („overloading syndrom“: Anämie, Leukopenie, Lebervergrößerung, Splenomegalie, Ikterus, Blutungsneigung) nicht auf.

Nun wird infundiertes Fett sicher nicht nur bei langfristiger parenteraler Zufuhr in Organe abgelagert. Auch bei der einmaligen Infusion kann es vorübergehend zu typischen, granulaartigen Fetteinlagerungen in Leber, Milz, Lunge und Niere kommen. Solche Fetteinlagerungen fanden sich bei einer Patientin, die infolge Carcinomkachexie verstarb und die an den beiden Tagen ante finem jeweils 25 g Fett infundiert bekommen hatte. Auch Untersuchungen an Hunden sprechen dafür, daß es schon bei einmaliger Fettinfusion zu vorübergehender Fettablagerung in die Organe kommt*. Sie verschwinden aber sehr rasch wieder, zumeist in 2—3 Std.

Der Befund der Einlagerung von Fett in Organe nach Fettinfusion ist im wesentlichen von folgenden Faktoren abhängig:

a) *Von der Fettmenge bei einmaliger Infusion:* Daher sollen nicht mehr als 1 g Fett/kg Körpergewicht und Tag gegeben werden.

b) *Von der Infusionsgeschwindigkeit:* Je schneller infundiert wird, um so leichter wird das Fett vorübergehend abgelagert.

c) *Von der Gesamtmenge an Fett bei langfristiger parenteraler Ernährung:* Normocytäre Anämie und Retentionshyperlipämie sind als Frühsymptome eines Übersättigungssyndroms und Vorboten der infiltrativen Organverfettung anzusehen. Das Fett kann nicht verwertet werden, und der Körper besitzt keine Möglichkeit, überschüssig zugeführtes Fett auszuscheiden.

d) *Von der Zeit zwischen Infusionsende und Gewebsentnahme:* Auch bei langsamer Infusion kleinerer Fettmengen finden sich in manchen Fällen geringe Fetteinlagerungen. Sie sind passager, sicher harmlos und stets nach wenigen Stunden verschwunden.

Für die Praxis ergibt sich hinsichtlich der Anwendung von Fettemulsionen in der operativen Gynäkologie:

Im allgemeinen genügt es, 50 g bis 75 g Fett pro Tag zu infundieren. Dabei darf eine Zeit von 4 Std für 50 g keinesfalls unterschritten werden.

Zur Frage der Verbesserung der N-Bilanz durch andere Calorienspender wurden zahlreiche Versuche an Hunden durchgeführt. Die Tiere erhielten langfristig ausschließlich eine parenterale Ernährung. Unter verschiedensten Bedingungen wurde die N-Bilanz geprüft. Die Ergebnisse dürfen hier kurz zusammengefaßt werden: Eine optimale Nutzung der infundierten Aminosäurengemische setzt zunächst voraus, daß mindestens das endogene Stickstoffminimum gedeckt wird. Die besten Bilanzen erhält man, wenn man

* Die histologischen Untersuchungen bei unseren Hundeversuchen wurden von Herrn Prof. Elster (Erlangen) durchgeführt. Die Ergebnisse erscheinen in einer gemeinsamen Arbeit.

etwa das Doppelte des endogenen N-Minimum an Aminosäuren-N verabfolgt. Eine ausgeglichene N-Bilanz ist nur zu erzielen, wenn mindestens das eineinhalbfache des Grundumsatzes durch Calorienspender gedeckt wird. Hierbei ist es gleichgültig, ob nur Fettemulsionen gegeben werden oder ob man einen Teil des Calorienbedarfs durch Kohlenhydrate oder Alkohol deckt. Die Calorienspender müssen vor oder gleichzeitig mit den Aminosäuren gegeben werden, sonst bleibt die N-Bilanz negativ. Dabei dürfen pro Stunde nicht mehr als 12,5 g Fett infundiert werden. Alkohol ermöglicht zwar eine raschere Infusionsgeschwindigkeit, besitzt aber einige unerwünschte pharmakologische Wirkungen. Bei den meisten Tieren kommt es zu einer vermehrten Diurese, bei anderen aber auch zu einer Diuresehemmung. — Bei gesunden Versuchstieren läßt die optimale parenterale Ernährung eine ausgeglichene N-Bilanz erreichen. Unter zusätzlichen Gaben von Anabolika konnten wir jedoch auch positive N-Bilanzen beobachten.

Die tierexperimentell erhobenen Befunde decken sich weitgehend mit den am Menschen erhaltenen Ergebnissen. Welche praktischen Folgerungen sind nun hieraus für die parenterale Ernährung in der postoperativen Phase zu ziehen? Eine optimale parenterale Ernährung würde sich — intakte Nierenfunktion vorausgesetzt — in der operativen Gynäkologie nach folgenden Grundsätzen richten müssen:

1. Bei abdominalen und größeren vaginalen Eingriffen soll der Stickstoffbedarf mit 30 g Aminosäuren, der Calorienbedarf kann mit 50—75 g Fett gedeckt werden.

2. Bei radikalen und ultraradikalen Operationen soll die Aminosäurenzufuhr 50 g pro Tag betragen. Eine Steigerung der Fettmenge bis zu 100 g zur Deckung des Calorienbedarfs kann notwendig werden.

3. Die Deckung des Calorienbedarfs kann zu einem Teil durch Kohlenhydrate und Alkohol erfolgen. Bei Patienten in gutem Allgemeinzustand ist es möglich, auf die Fettinfusion ganz zu verzichten. Allerdings bleibt die Calorienzufuhr dann völlig unzureichend.

4. Die parenterale Zufuhr von Calorienträgern (Fett, Kohlenhydraten, Alkohol) soll stets vor oder zugleich mit der Aminosäureninfusion erfolgen; andernfalls werden die Aminosäuren nicht optimal genutzt.

Besondere Probleme ergeben sich in der Geburtshilfe. Es stellen sich zahlreiche Fragen, die bislang nicht beantwortet werden konnten: Gehen die infundierten Substrate ohne weiteres auf den Feten über? Beeinträchtigen sie den diaplacentaren Stoffwechsel? Können sie, in bestimmten Zeitabschnitten der Gravidität zugeführt, teratogen wirksam werden, also Mißbildungen oder Aborte verursachen? Wir versuchten, diesen Fragen nachzugehen.

Bei der Applikation von Aminosäurengemischen in der Gravidität ist besonders auf eine optimale Korrelation der Aminosäuren untereinander zu achten. Es ist zwar weithin bekannt, daß diejenige Aminosäure, welche im Gemisch in der geringsten Konzentration vorliegt, die Nutzung des gesamten Gemisches für Baustoffwechselzwecke limitiert. Hingegen ist fast unbekannt, daß auch ein Zuviel an einer einzelnen Aminosäure Störungen hervorruft. So konnte SCHREIER das Wachstum junger Ratten durch Methioninzulagen signifikant hemmen [39, 40]. In gemeinsamen Untersuchungen mit I. KRAUSE gelang es uns schon vor 12 Jahren, durch Zulagen von Methionin zu einer Standardkost bei trächtigen Ratten Aborte auszulösen [18]. Dabei spielt wahrscheinlich eine Rolle, daß die Placenta Aminosäuren zu konzentrieren vermag. Das läßt sich auch am Menschen zeigen (Abb. 1). Der α-Amino-N-Spiegel liegt beim Neugeborenen regelmäßig höher als derjenige der Mutter. Infundiert man sub partu innerhalb 2 Std 25 g Aminosäuren, so steigt der α-Amino-N-Spiegel der Mutter deutlich an, parallel dazu aber auch der des Neugeborenen. Die infundierten Aminosäuren vermögen also außerordentlich rasch diaplacentar auf das Kind überzugehen.

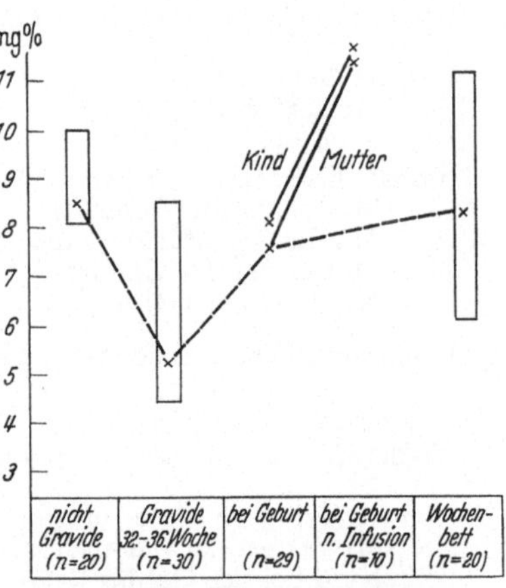

Abb. 1. Wirkung von Aminosäurenfusionen unter der Geburt auf den α-Amino-N-Blutspiegel von Mutter und Kind. Infusion von 25 g Aminosäuren in 5%iger Lösung. Infusionsdauer: 2 Std

Anders verhalten sich dagegen die Fette. Bekanntlich besteht bei der Graviden eine erhebliche Hyperlipämie, deren Ursachen noch nicht recht geklärt sind. Das Neugeborene hat dagegen auffällig niedrige Gesamtlipide im Blut. Sie belaufen sich noch nicht einmal auf ein Drittel des Wertes der Mutter. Infundiert man nun der Mutter unter der Geburt 50 g Fett, so nimmt die Hyperlipämie (im Sinne der Postinfusionshyperlipämie) noch weiter zu; es werden im Schnitt Werte von 1600 mg-% erreicht. Beim Neugeborenen findet sich dagegen nur ein geringfügiger Anstieg von 313,0 auf 385 mg-%; er beläuft sich also auf nur rund ein Sechstel des Anstieges bei der Mutter (Tab. 11).

Überraschend war allerdings das Verhalten der Phospholipide. In den handelsüblichen Infusionslösungen sind sie in einer Konzentration von 1,2% enthalten. — Zunächst ähneln die Verhältnisse denen der Gesamtlipide: Die Mutter hat deutlich überhöhte Werte im Serum, das Neugeborene dagegen nicht (Tab. 12). Infundiert man unter der Geburt 50 g Fett, entsprechend 6 g Phospholipide, so steigt der Phospholipidspiegel bei Mutter und Kind an. Die Zunahme beträgt bei der Mutter rund 60 mg-%, beim Kind rund 35 mg-%. Die Zunahme ist auch beim Kind statistisch sicher (P = < 0,01). Eine Interpretation dieses Befundes ist noch nicht möglich. Vielleicht steht der Übergang der Phospholipide damit in Zusammenhang, daß diese einen wesentlichen Teil des aktiven enzymatischen Transportsystems in der Placenta darstellen (carrier system).

Tabelle 11. *Verhalten der Gesamtlipide bei Mutter und Kind nach Fettinfusion unter der Geburt*

Normale Geburten ohne Infusion		
Mutter bei der Geburt	(n = 28)	1031,4 mg-%
Kind bei der Geburt	(n = 26)	313,0 mg-%
Normale Geburten, sub partu 50 g Fett intravenös		
Mutter vor der Infusion . . .	(n = 30)	1068,3 mg-%
Mutter bei Infusionsende . . .	(n = 30)	1584,4 mg-%
Mutter bei der Geburt	(n = 28)	1550,8 mg-%
Kind bei der Geburt.	(n = 30)	385,1 mg-%

Durchschnittliche Zeitspanne zwischen Infusionsende und Geburt des Kindes: 2 Std 45 min

Tabelle 12. *Verhalten der Phospholipide bei Mutter und Kind nach Fettinfusion unter der Geburt*

Normale Geburten ohne Infusion:		
Mutter bei der Geburt	(n = 27)	272,0 mg-%
Kind bei der Geburt	(n = 28)	129,8 mg-%
Normale Geburten, sub partu 50 g Fett intravenös		
Mutter vor der Infusion . . .	(n = 30)	294,3 mg-%
Mutter bei Infusionsende . . .	(n = 30)	359,4 mg-%
Mutter bei der Geburt	(n = 30)	355,9 mg-%
Kind bei der Geburt	(n = 30)	163,9 mg-%

Durchschnittliche Zeitspanne zwischen Infusionsende und Geburt des Kindes: 2 Std 45 min

Von außerordentlichem Interesse ist nun die Frage, ob parenteral verabfolgtes Fett auch in der Placenta abgelagert wird. Verfettung und Fettinfarkte bedeuten erfahrungsgemäß Störungen des diaplacentaren Stoffwechsels. Zahlreiche Tierversuche ergaben, daß die Placenten verschiedener Säugetiere stark voneinander abweichende histologische Bilder nach Fettinfusion zeigen. Es ist offensichtlich nicht möglich, von Tierversuchen auf die Verhältnisse beim Menschen Rückschlüsse zu ziehen.

Trächtige Ratten erhielten pro 100 g Körpergewicht 0,13 g Fett im letzten Drittel der Tragzeit infundiert. Diese Menge entspricht bei einer 75 kg schweren Frau einer Infusion von 100 g Fett. Die normale Rattenplacenta ist bei der Sudan-III-Färbung völlig fettfrei. In allen Placenten der infundierten Tiere ließ sich dagegen reichlich Fett nachweisen. Die typische intracelluläre granulaartige Einlagerung erstreckt sich gleichmäßig auf das gesamte Organ. Infolge dieser Befunde waren wir zunächst sehr zurückhaltend hinsichtlich der Infusion von Fettemulsionen in der Gravidität.

Ein völlig anderes Bild bieten die Placenten von Hündinnen, die pro kg Körpergewicht und Tag 5 g Fett über längere Zeit intravenös erhalten hatten. Fetteinlagerungen finden sich vor allem im maternen Anteil der Dezidua, besonders perivaskulär. Auch im mütterlichen Stromgebiet der Plazentome ist reichlich Fett nachweisbar, dagegen nicht im Chorionepithel.

Bei 45 Frauen haben wir unter der Geburt 50—100 g Fett infundiert. 30 Placenten wurden histologisch untersucht; in keiner einzigen ließen sich mit Sudan III anfärbbare Substanzen nachweisen. Es wurden deshalb die Placenten von 15 Frauen, die sub partu 50 g Fett bekommen hatten, chemisch aufgearbeitet (Tab. 13). Gegenüber dem Mittelwert von 15

Tabelle 13. *Fettgehalt der menschlichen Placenta nach Fettinfusion*

	Gesamtlipide in g-% Frischgewicht	Phosphatide in mg-% Frischgewicht	Stickstoff in g-% Frischgewicht	Gesamtlipide N
Ohne Fettinfusion (n = 15×4)	3,60	53,6	1,91	1,88
Nach 500 ml Lipofundin 10%ig (n = 15×4)	3,53	55,1	1,88	1,88

Durchschnittliche Zeitspanne zwischen Infusionsende und Geburt der Placenta 2 Std 48 min.

Normalplacenten lassen weder die Gesamtlipide noch die Phospholipide von Placenten nach Fettinfusion eine Abweichung erkennen. In beiden Gruppen beträgt der Phospholipidgehalt rund 54 mg-%, der Gesamtlipidgehalt rund 3,6%-g des Frischgewichtes. Da das Frischgewicht der Placenta infolge des wechselnden Wassergehaltes Fehlerquellen bietet, wurde außerdem der N-Gehalt der Placenten bestimmt und zu den Gesamtlipiden in Beziehung gesetzt. In beiden Gruppen beträgt der Quotient Gesamtlipide : Stickstoff 1,88. *Es geben also weder die histologischen Befunde noch die analytischen Ergebnisse einen Anhalt dafür, daß die parenterale Fettinfusion beim Menschen eine Verfettung der Placenta bewirkt.*

Die Fettinfusion besitzt jedoch eine bemerkenswerte Wirkung auf die Uterusmuskulatur. Finnische Autoren beobachteten zuerst, daß intravenös verabfolgte Phospholipide beim Kaninchen die ruhigstellende Wirkung des Progesterons auf die Uterusmuskulatur aufheben [21, 30]. Wir haben 12 Frauen, bei denen eine Interruptio vorgenommen werden mußte, Fettemulsionen infundiert. Bei 4 Frauen kam es unter der Infusion zu Uteruskontraktionen, die in 3 Fällen zu geregelter Wehentätigkeit übergingen und ohne jede weitere Maßnahme zur Spontanausstoßung der Frucht führte.

Bei der vierten Schwangeren sistierten die Kontraktionen nach Abnahme der Infusion, setzten jedoch bei erneutem Anlegen prompt wieder ein. Auch hier wurde der Fet spontan ausgestoßen. Alle diese vier Frauen befanden sich zwischen der 16. und 20. Schwangerschaftswoche.

Wir haben nun bei einer Reihe von Frauen, bei denen wegen Übertragung eine Geburtseinleitung erfolgen sollte, Fettemulsionen infundiert.

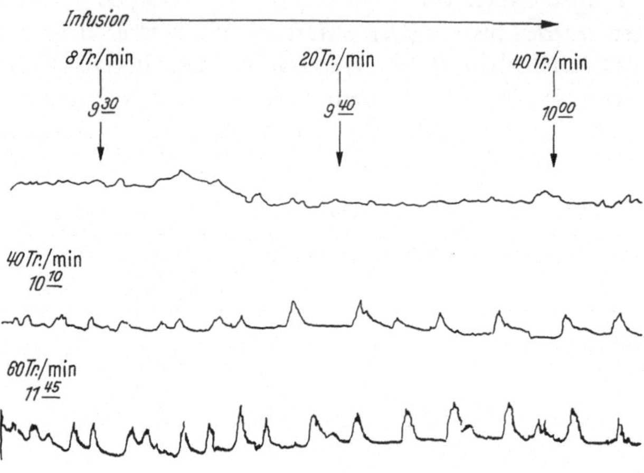

Abb. 2. Wehenauslösung durch intravenöse Fettinfusion (Lipofundin 10%)

Regelmäßig kommt es 30 min bis 4 Std nach Infusionsbeginn zu geregelter Wehentätigkeit. Frequenz und Intensität der Wehen sind weitgehend von der Tropfgeschwindigkeit abhängig (Abb. 2). Je rascher die Tropfenfolge, um so ausgeprägter wird die wehenerregende Wirkung der Fettinfusion.

Tabelle 14. *Indikationen und Kontraindikationen zur Fettinfusion in der Gynäkologie und Geburtshilfe*

	1. Indikationen:
Gynäkologie:	Operationsvorbereitung
	Postoperativ nach großen Eingriffen
	Fortgeschrittene Karzinome, speziell Bestrahlungsfälle
	Anorexia mentalis
Geburtshilfe:	Schwangerschaftserbrechen (bedingt!)
	Toxikosen (Nephropathien)
	Akutes Nierenversagen (Anurien)
	Wochenbettspsychosen
	Postoperativ nach Sectio
	Endotoxinschock
	2. Kontraindikationen
	6. bis 12. Schwangerschaftswoche (bedingt)
	Schwangerschaftsanämien
	Gerinnungsstörungen, Thrombophlebitiden
	Diabetes
	Leberparenchymschäden

Über den Mechanismus der wehenauslösenden Wirkung lassen sich nur Vermutungen anstellen. Manche Untersuchungen sprechen dafür, daß die infundierten Fette Progesteron inaktivieren [21, 30]. Der rasche Eintritt des wehenerregenden Effektes spricht allerdings eher für eine direkte, pharmakologische Wirkung. Vielleicht spielen hierbei die ungesättigten Fettsäuren eine Rolle. Sie wirken ja allgemein auf glatte Muskulatur erregend. Für eine derartige Annahme spricht im Besonderen, daß es gelingt, auch mit dem Phospholipidstabilisator allein Wehen auszulösen [22]. Phospholipide sind aber reich an ungesättigten Fettsäuren.

Die parenterale Ernährung wirft also in der Schwangerschaft eine ganze Reihe von Problemen auf, die weit über den Rahmen der internistischen und chirurgischen Fragestellungen hinausgeht. Sie sind nicht nur von wissenschaftlichen Interesse sondern besitzen praktische Bedeutung. Daher seien zum Abschluß Indikationen und Gegenindikationen in der Geburtshilfe und Gynäkologie für die Fettemulsionen nochmals zusammengestellt. (Tab. 14). Diese Liste stellt eine Ergänzung zu den allgemein bekannten Indikationen und Kontraindikationen dar [7, 23, 41, 42, 43, 44, 49].

Literatur

[1] Artz, C. P.: Newer concepts of nutrition by the intravenous route. Ann. Surg. **149**, 841 (1959).

[2] Bansi, H. W.: Verwertung intravenös verabfolgter Aminosäuregemische. Wiss. Veröff. dtsch. Ges. f. Ernährung. Bd. 11. Darmstadt: Steinkopff 1963.

[3] — P. Jürgens, G. Müller u. M. Rostin: Der Stoffwechsel bei intravenöser Applikation von Nährlösungen, insbesondere synthetisch zusammengestellten Aminosäurelösungen. Klin. Wschr. **42**, 332 (1964).

[4] Brunschwig, A., D. E. Clark, and N. Corbin: Postoperative nitrogen loss and studies on parenteral nutrition by means of casein digest. Ann. Surg. **115**, 1091 (1942).

[5] Clausen, B., u. K. Jordal: Klinske erfarunger med en fedtemulsion til parenteral ernaering. Ugeskr. Lœg. **123**, 165 (1961).

[6] Edgren, B.: Intravenöse Fettemulsionen. Dtsch. med. Wschr. **86**, 701 (1961).

[7] — O. Schuberth u. A. Wretlind: Parenterale Ernährung. Wien. klin. Wschr. **72**, 365 (1960).

[8] Erdmann, G., u. W. Heine: Aminostickstoff-Bilanz bei der Aminofusinbehandlung schwerer akuter Ernährungsstörungen im Säuglingsalter. Klin. Wschr. **38**, 1001 (1960).

[9] Dohrmann, R.: Zur Frage der Therapie mit intravenös gegebenen Fetten. Arch. Chir. **292**, 128 (1959).

[10] Freuchen, I.: Intravenous fat emulsion. Nutr. Dieta (Basel) **5**, 403 (1963).

[11] Greenstein, J. P., and M. Wintz: Chemistry of amino acids. London: John Wiley & Sons Inc. 1961.

[12] Heine, W., u. H. Kirchmaier: Vergleichende Stickstoffbilanzen bei intravenösen Dauertropfinfusionen mit verschiedenen Aminosäurelösungen. Z. Kinderheilk. **88**, 186 (1963).

[13] Heller, L.: Stickstoffbilanzen in den letzten drei Schwangerschaftsmonaten. Arch. Gynäk. **185**, 566 (1955).

[14] — Erfahrungen mit der intravenösen Fettzufuhr in der Geburtshilfe und Frauenheilkunde. Mels. med. pharm. Mitt. Wiss. u. Praxis **1962**, 2353.

[15] — Intravenöse Ernährung mit Fettemulsionen in der Gynäkologie und Geburtshilfe. Geburtsh. u. Frauenheilk. **22**, 1049 (1962).

[16] — Anwendung intravenös gegebener Aminosäurengemische in der Gynäkologie und Geburtshilfe. Wiss. Veröff. Dtsch. Ges. f. Ernährung. Bd. 11. Steinkopff Darmstadt: 1963.

[17] — A. Becher u. A. Beck: Über die Utilisation parenteral verabfolgter d-l-Aminosäurengemische. Dtsch. Ges. f. Ernährung. Tagung, Mainz 1963.

[18] — u. I. Krause: Zur Frage der Überdosierung von Methionin. Klin. Wschr. **29**, 675 (1951).

[19] Heusser, H.: Eiweißprobleme in der Chirurgie. Helv. chir. Acta **22**, 394 (1955).

[20] Holden, W. D., H. Krieger, S. T. Levey, and W. E. Abott: The effect of nutrition on nitrogen balance in the surgical patient. Ann. Surg. **146**, 573 (1957).

[21] Järvinnen, P. A., T. Luukainen, R. V. Short, H. Adlerkreutz, S. Pesonen, and E. Huhmar: The effect of an infusion of phospholipid on the human myometrium early in pregnancy. Ann. Med. exp. Fenn. **41**, 21 (1963).

[22] Jaisle, E.: Die Wirkung der Phosphatide auf das Myometrium bei Wehenbeginn. Vortr. Dtsch. Ges. Gynäkologie, München 1964.

[23] Jordal, K.: Clinical use of intravenous fat emulsions in surgical patients. Nutr. et Dieta (Basel) **5**, 414 (1963).

[24] — Klinische Anwendung und Erfahrungen bei der Verabreichung intravenöser Fettemulsionen an chirurgische Patienten. Wiss. Veröff. Dtsch. Ges. f. Ernährung, Bd. 11, Darmstadt: Steinkopff 1963.

[25] Käser, O., u. F. Ikle: Atlas der gynäkologischen Operationen. Stuttgart: Gg. Thieme Verlag 1964.

[26] Kauste, O.: Intravenöse Fettemulsionen. Ann. Paediatr. Fenn., Suppl. IV, 10 (1958).

[27] Kinsell, L., G. Cochrane, M. Coelho, and Y. Fukayama: Intravenous administration of fat emulsions: Metabolic and clinical studies. Calif. Med. **81**, 218 (1954).

[28] Lang, K.: Ernährungsphysiologische Grundlagen der parenteralen Ernährung. Wiss. Veröff. Dtsch. Ges. f. Ernährung, Bd. 11, Darmstadt: Steinkopff 1963.

[29] Lindenschmidt, Th. O.: Das Eiweißproblem in der Chirurgie. Wien. med. Wschr. **110**, 931 (1960).

[30] Luukainen, T., P. Järvinnen, and T. Pyörälä: Induction of labour with intravenous fat emulsion at term. J. Obstet. Gynaec. Brit. Cwth **71**, 45 (1964).

[31] Moore, S., and W. H. Stein: Photometric ninhydrin method for use in the chromatography of amino acids. J. biol. Chem. **176**, 367 (1948).

[32] Müller, G., P. Trapp, H. W. Bansi, u. M. Rostin: Verwertung intravenös applizierter Aminosäurengemische. Klin. Wschr. **40**, 436 (1962).

[33] Neptune, E. M., R. P. Geyer, I. M. Saslaw, and F. J. Stare: Parenteral nutrition: The successfull intravenous administration of large quantities of fat emulsions to men. Surg. Gynec. Obstet. **92**, 365 (1951).

[34] OESTERGAARD, J.: Parenteral nutrition of operated patients. Nutr. et Dieta (Basel) **5**, 408 (1963).

[35] ROSE, W. C.: The nutritive significance of the amino acids. Physiol. Rev. 18, 631 (1938).

[36] — The amino acid requirement of adult man. Nutr. Abstr. Rev. **27**, 631 (1957).

[37] SCHETTLER, G., u. W. SCHWARZKOPF: Klinische Grundlagen der parenteralen Ernährung. Mels. Med. Pharm. Mitt. **1962**, 2261.

[38] SCHÖN, H., u. W. ZELLER: Fettemulsionen in der parenteralen Ernährung. Dtsch. med. Wschr. **1962**, 1061.

[39] SCHREIER, K.: The behavior of amino acids in body fluids during development and growth. In: Amino acid pools. Amsterdam-New York: Elsevier Publ. Comp. 1963.

[40] SCHREIER, K.: Die ernährungsphysiologische Bedeutung der Aminosäuren. Med. u. Ernährung I, 223 (1960).

[41] SCHUBERTH, O.: Die parenterale Ernährung mit Aminosäuren. Nutr. et Dieta (Basel) **3**, 41 (1961).

[42] — Das Risiko von Nebenwirkungen bei verschiedenen kalorienreichen Infusionslösungen. Nutr. et Dieta (Basel) **3**, 99 (1961).

[43] — Erfahrungen mit Fettemulsionen für intravenöse Anwendung. Berl. Med. **14**, 235 (1963).

[44] SCHUBERTH, O.: Clinical results of intravenous infusion of fat emulsions. Nutr. et Dieta (Basel) **5**, 387 (1963).

[45] SCHULTIS, K.: Positive Stickstoffbilanzen nach Operationen. Klin. Wschr. **40**, 800 (1962).

[46] — u. L. GRABOW: Zur Durchführung von prä- und postoperativen Stickstoffbilanzen zur Eiweißstoffwechselkontrolle. Langenbecks Arch. klin. Chir. **300**, 537 (1962).

[47] STORER, E. H.: Fat emulsions for clinical intravenous therapy. Arch. Surg. **80**, 214 (1961).

[48] WRETLIND, A.: The pharmacological basis for the use of fat emulsions in intravenous nutrition. Acta chir. scand., Suppl. **325**, 31 (1964).

[49] ZÖLLNER, N.: Die Verwendung von Fettemulsionen bei der parenteralen Ernährung. Wiss. Veröff. Dtsch. Ges. f. Ernährung, Bd. 11, Darmstadt: Steinkopff 1963.

Verwendung von Aminosäurengemischen in der Pädiatrie

Von **G. Erdmann**

Aus der Universitäts-Kinderklinik Mainz (Direktor: Prof. Dr. U. Köttgen)

Ähneln nicht die Bemühungen der modernen Medizin um eine regelrechte parenterale Ernährung auf künstlichem Wege denen Wagners, der — am Herde brauend — in der Phiole des Humunculus zierliche Gestalt entstehen läßt? „. . . . wenn wir aus viel hundert Stoffen durch Mischung, denn auf Mischung kommt es an, den Menschenstoff gemächlich komponieren" (Faust, 2. Teil). Bekanntlich sind nicht einmal viel hundert Stoffe nötig, um das Leben für längere Zeit bei ausschließlicher parenteraler Ernährung zu erhalten und den Ansatz menschlicher Körpersubstanz zu gewährleisten, sondern nur eine recht bescheidene Anzahl chemisch definierbarer Substanzen, die den Stoffwechselvorgängen als Bau- oder Betriebsstoffe dienen.

Wenn die orale Nahrungsaufnahme bei Kindern versagt, dann fällt den Kinderärzten, die sich von jeher mit den Fragen der Ernährung speziell befaßt haben, die Aufgabe zu, unter erschwerten Umständen die Nahrungszufuhr zu sichern. Gelingt es nicht, mit Nährsonden die Unterbrechung der selbsttätigen Nahrungsaufnahme der Kinder zu überbrücken, dann ergibt sich die Notwendigkeit, Flüssigkeit, Elektrolyte, Calorien und Grundnährstoffe auf parenteralem Wege zuzuführen, um gefährdetes Leben um jeden Preis zu erhalten.

Die Natur hat in ihrer Vielfalt und Weisheit den Weg für eine parenterale Ernährung gleichsam vorgezeichnet; denn jeder Mensch kommt im Verlauf der fetalen Entwicklung in den Genuß einer solchen. *Bis zum Zeitpunkt der Geburt* wird der Fetus monatelang optimal über die Nabelschnurgefäße ernährt. Die *physiologische parenterale Ernährung* in utero besorgt nicht nur den wohlausgewogenen Import aller notwendigen Nahrungsbestandteile, sondern überdies noch die Sauerstoffzufuhr, sowie gleichzeitig spielend leicht auch den Export sämtlicher anfallender Stoffwechselschlacken. Solche Vollkommenheit ist leider in der Praxis der künstlichen parenteralen Ernährung nicht erreichbar.

Zu den wichtigen Aufgaben der Kinderärzte zählt die Betreuung *Frühgeborener*. Ihrem Entwicklungszustand gemäß sollten diese eigentlich noch im Fruchtwasser schwimmen und parenteral über die Nabelschnur ernährt werden. Da sie unreif das Licht der Welt erblicken, aber nicht wie das junge Känguruh auf wunderbare Weise weiterhin im mütterlichen Organismus Schutz und Nahrung finden, sind sie den vielseitigen Gefahren der Umwelt vorzeitig ausgesetzt. Eine Fortsetzung der für sie adäquaten parenteralen Ernährung ist allerdings nicht möglich. Nur selten können wir für kurze Zeit den in diesem Entwicklungsstadium physiologischen Weg weiterhin benutzen, indem wir Nährflüssigkeit über einen Katheter in die Nabelvene einfließen lassen. Ähnliches gilt im Notfall auch für ausgetragene Neugeborene, doch sind diese im allgemeinen nach einer kurzen Umstellungsphase durchaus per os ernährbar.

Seit FOLIN und VAN SLYKE Aminosäuren im Blut festgestellt und deren Zunahme während der Verdauung beobachtet haben, gilt als erwiesen, daß diese Bausteine des Eiweißes nach vorhergehender fermentativer Aufschlüsselung durch Resorption aus dem Darmlumen in die Blutbahn übergehen. ABDERHALDEN gelang es erstmals, durch Verabreichung von Aminosäurengemischen eine Art synthetischer Ernährung zu erreichen. Zur Zeit dieser Untersuchungen begründete v. PIRQUET die Allergielehre, die nicht zuletzt die Grenzen der Zufuhr artfremden Eiweißes auf parenteralem Wege in Theorie und Praxis absteckte. Solche Erkenntnisse mögen wohl seinerzeit ABDERHALDEN veranlaßt haben, für zukünftige subcutane und intravenöse Applikation nur möglichst weit abgebautes biologisches Material zu empfehlen.

Bezüglich der *Grundlagen der intravenösen Ernährung* unterscheidet sich das Kind, speziell der Säugling, in mehrfacher Hinsicht vom Erwachsenen. Dem raschen intensiven Wachstum entsprechend, sind Bau- und Betriebsstoffwechsel im frühen Kindesalter besonders lebhaft. Bemerkenswert ist die Tatsache, daß RABINOWITSCH, später auch bald MORSE, VAN SLYKE und MEYER sowie GOEBEL im Blut der Nabelschnur einen erhöhten Amino-N-Gehalt feststellen konnten. Nach LICHTENSTEIN liegt bei ausgetragenen Neugeborenen der Amino-N im Blut um 7 mg-%, dagegen bei unreifen (mit lebhafterem Wachstum) in den Gewichtsklassen von 500—1000 g, bzw. 1000—1500 g um 9 bzw. 8 mg-%. Mit modernen Methoden wurden in den letzten Jahren im Nabelschnurblut durchweg auch für jede einzelne essentielle und hemiessentielle Aminosäure deutlich höhere Blutspiegel nachgewiesen; sie betragen für Histidin und besonders Lysin das Doppelte und mehr der später bei Kind und Erwachsenem vorhandenen Werte (vgl. SCHREIER).

Der *physiologische Bedarf des Kindes* an den einzelnen Bestandteilen der Nahrung ist je nach Entwicklungsstufe verschieden. Deshalb ergeben sich zunächst bei der Besprechung der parenteralen Ernährung *quantitative und qualitative Fragen.* Über den Calorienbedarf orientiert der Energiequotient, welcher beim Säugling zwischen 150 und 70 Cal/kg Körpergewicht liegt und bei älteren Kindern auf Erwachsenenmaßstab absinkt. Da Bestand des

Körpers und Bedarf an Nahrungsmitteln für Wachstum, Reifung und Umsatz je nach Entwicklungsstufe und Wachstumstrend variieren, ändert sich auch der Bedarf an den einzelnen Komponenten der Nahrung im Verlauf der Kindheit.

Zunächst benötigt das Kind *Wasser;* denn sein Flüssigkeitsbedarf ist sehr hoch, speziell im Säuglingsalter. Trimenon-Kinder brauchen, wie bereits der Pariser Geburtshelfer Budin erkannt hat, $^1/_5$ bis $^1/_6$ ihres Körpergewichtes an flüssiger Nahrung. Nur während der ersten Lebenswoche bestimmen wir den Flüssigkeitsbedarf nach der bekannten Faustregel:

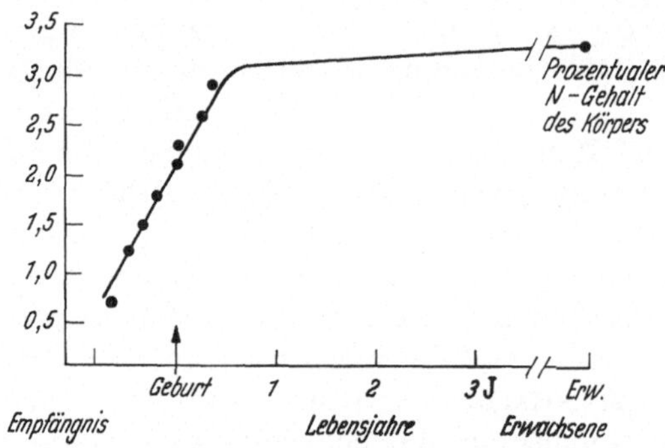

Abb. 1. Stickstoff-Gehalt des menschlichen Körpers (nach Moulton)

(Lebenstag — 1) × 70 g. Dieses ist wegen der Gefahr der Übertransfundierung bei Neugeborenen besonders zu berücksichtigen. Ab 2. Trimenon bis Ende des ersten Lebensjahres nimmt die Relation von Körpergewicht und Flüssigkeitszufuhr von 7:1 bis etwa 10:1 ab. Die Regelung des Flüssigkeitsbedarfes, der sich im übrigen bei Exsiccose auf etwa 2,5—3 l/m² Körperoberfläche erhöht, ist *eine wesentliche Aufgabe* der parenteralen Ernährung.

Da wir uns bei der Frage der Verwendung von Aminosäurengemischen in der Pädiatrie vorwiegend mit dem *Eiweißmetabolismus* zu befassen haben, möchte ich zunächst den *Stickstoffgehalt* und den *Stickstoffbedarf des Kindes in den verschiedenen Altersstufen* besprechen. Der rasch wachsende Organismus besitzt bekanntlich eine sehr hohe Avidität für N-haltige Substanzen. Vor allem interessiert der Bedarf an lebensnotwendigen Aminosäuren, den Bausteinen des Eiweißstoffwechsels (vgl. Rose). Auf diesem Gebiet spielt das richtige Mischungsverhältnis eine hervorragende Rolle.

Während der Kindheit steigt die aus Zellen und ihren Produkten bestehende Körpermasse zügig an, diesem Vorgang parallel erhöht sich der *N-Gehalt des Körpers* (Abb. 1) von etwa 2 auf 3%. Wachstum und Gewebsreife erfordern reichliche Zufuhr von Stickstoff mit der Nahrung, gleichgültig ob dieser nun dem Feten via Nabelschnur parenteral oder später dem Kind per os, im Krankheitsfalle aber wiederum parenteral angeboten wird.

Eiweißverlust infolge vermehrter Abgabe von Exkreten oder Sekreten, Einbuße der oralen Aufnahme von Eiweiß oder erniedrigte Resorptionsfähigkeit verlangen ebenso wie herabgesetzter Ernährungszustand *(Dystrophie jeder Genese)* bei kranken Kindern eine erhöhte Zufuhr von Stickstoff zum Ausgleich eines entstandenen Defizits, ja schon zur Verhütung eines solchen.

Bemerkenswert hoch ist schon normalerweise beim gesunden Säugling die *Gesamt-N-Retention*. Sie beträgt im ersten Lebenshalbjahr 200—100mg/kg Körpergewicht am Tage, während sie bereits im 2.—4. Lebensjahr auf 20

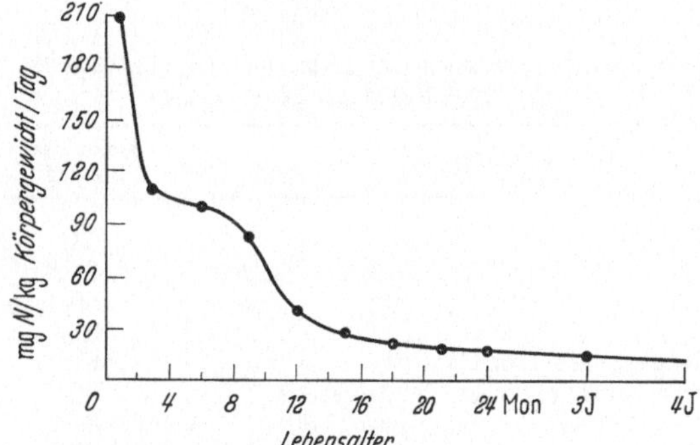

Abb. 2. Stickstoff-Retention des Kindes in verschiedenen Altersstufen (nach HOLT et al.)

und weiterhin auf 10 mg/kg täglich abfällt (Abb. 2). Jede einschneidende Nahrungskarenz wird zwangsweise die physiologischen Wachstumsprozesse des kindlichen Organismus und die Ausreifung seiner Gewebe empfindlich stören. Deshalb haben wir Pädiater die Aufgabe, die Grundlagen des N-Metabolismus zu berücksichtigen, besonders auch dann, wenn die orale Nahrungszufuhr wegen bestehender Mißbildungen oder vorübergehender Behinderung der Magen-Darmpassage ungenügend wird oder gar ausfällt. In solcher Situation genügt es nicht, zur Überbrückung lediglich Wasser, Elektrolyte und/oder Kohlenhydrate zuzuführen, vielmehr gilt es, wegen der Gefahr negativer N-Bilanzen und zur Vermeidung der Katabolie mit dem dabei eintretenden Abbau wichtigen Körpergewebes Stickstoff um so eher zuzuführen, je höher der N-Bedarf eines Kindes in der gegebenen Altersstufe ist. Kohlenhydrate halten nur vorübergehend den Betriebsstoffwechsel aufrecht. Auf die Dauer sind sie für die parenterale Ernährung insuffizient. Das Wachstum bleibt beim Mangel an Eiweißbausteinen nicht nur stehen, sondern es tritt ein destruierender Abbau ein, der in der Folge nur schwer wieder auszugleichen ist. Wir sprechen dann von *Dystrophie*. Diese kann sich bis zur hochgradigen Atrophie steigern, wenn nicht rechtzeitig Hilfe kommt. Solche Zustände kennen wir von alters her etwa als Mehlnährschaden bei einseitiger Kohlenhydratkost, ferner als

Dystrophie nach rezidivierenden Dyspepsien, bei Pylorospasmus und als Folge unsachgemäßer postoperativer Nachsorge.

Nun ist aber eine N-Zufuhr nur dann rationell, wenn sie dem Organismus für den physiologischen Bedarf *sofort verwertbare Stickstoffquellen* anbietet. ROSE u. Mitarb. haben für den Erwachsenen den Bedarf an 8 essentiellen Aminosäuren klar festgelegt. Der Pädiater ist mit den für Erwachsene geltenden Relationen nicht einverstanden; denn *Histidin* gehört beispielsweise für den Säugling durchaus zu den essentiellen Aminosäuren. Der Bedarf an Aminosäuren pro kg Körpergewicht ist überdies im Säuglingsalter wesentlich höher als beim Erwachsenen (Tab. 1). Sind wir gezwungen,

Tabelle 1. *Bedarf des Säuglings und des Erwachsenen an essentiellen Aminosäuren* (mg/kg/Tag) nach HOLT et al.

Aminosäuren	Bedarf des Säuglings	Bedarf der Erwachsenen
Histidin	34	—
Isoleucin	126	7,8
Leucin	150	8,5
Lysin	103	6,1
Methionin (in Gegenwart von Cystin)	45	3,9
Phenylalanin (in Gegenwart von Tyrosin)	90	3,7
Threonin	87	5,0
Tryptophan	22	2,5
Valin	105	9,0

parenteral zu ernähren, dann brauchen wir *Aminosäurengemische, die den physiologischen Anforderungen entsprechen*. Die Körperzellen benötigen, was wiederholt schon von kompetenter Seite hervorgehoben wurde, für ihren N-Metabolismus ein komplettes Angebot an freien Aminosäuren. Aus dem Aminosäuren-Pool des Organismus schöpfen sie nach Bedarf die für den Stoffwechsel notwendigen Bausteine. Ein rasch wachsender Organismus, speziell der des Säuglings, ist auf äquilibrierte Gemische von Aminosäuren bei der parenteralen Ernährung ganz besonders angewiesen.

Die Frage, ob *Eiweißhydrolysate* oder *Lösungen kristalliner Aminosäuren* für die parenterale Ernährung den Vorzug verdienen, ist einerseits wegen der Gefahr unliebsamer Reaktionen auf die in den Hydrolysaten enthaltenen Polypeptide (sowie Verlust derselben über den Urin), andererseits wegen der Möglichkeit *sachgemäßer Mischung kristalliner Aminosäuren* schon vor Jahren an dieser Stelle von LANG zu Gunsten der letzteren entschieden worden.

Die ersten vergleichenden Untersuchungen über Verwendung solcher Aminosäurengemische stammen von SHOHL und BLACKFAN. Sie wurden an 2—3 Monate alten Säuglingen durchgeführt. Nachdem einschlägige Präparate auch in Deutschland auf den Markt gekommen waren, benutzten wir (ERDMANN und HEINE; ERDMANN) diese neue Möglichkeit, die parenterale Ernährung von Säuglingen und jungen Kindern sicherer und ergiebiger zu gestalten. Mit den gleichen Problemen beschäftigten sich auch MENZEL, SCHMÖGER sowie HEINE und KIRCHMAIR. Eigene klinische und experimentelle Untersuchungen fanden in Zusammenarbeit mit DIEHL und FIGGE während der letzten Jahre in Mainz ihren Fortgang. Dabei verwendeten wir erstmals Aminofusin, das an Stelle des sonst üblichen Sorbit *Xylit* enthielt, freilich vorab nur im Tierversuch, ohne auffällige Differenzen von unseren früheren Befunden zu bemerken. Hinsichtlich des Xylit-Metabolismus sei auf die grundlegenden Forschungen von LANG und BÄSSLER verwiesen.

Neben der *Verträglichkeit*, die als sehr gut bezeichnet werden kann, interessierte uns vor allem die *Utilisierbarkeit* der genannten Präparate. Bei Stoffwechselstudien an Säuglingen hatten wir unter einem relativ hohen

Tabelle 2. *Amino-N-Bilanz bei Säuglingen unter Aminofusin-DTr.-Behandlung*; entnommen aus: ERDMANN, G. und W. HEINE. Klin. Wschr. 38, 1001, 1960

Kind	Diagnose	Gewicht (g)	Alter	Aminofusin-Menge ml/24Std	N/min/kg (mg)	Amino-N-Retention (%)
Pe.	Zustand nach Otitis media	4120	8 Woch.	475	0,43	89,0
Schr.	Zustand nach parenteraler Dyspepsie	5050	4 Woch.	475	0,35	96,7
Wi.	Frühgeborenes	2820	7 Woch.	490 (!)	0,70 (!)	84,0
Be.	Prätoxikose	3770	4 Woch.	490	0,54	80,0
Str.	Prätoxikose	4770	3 Mon.	490	0,38	81,2
Wit.	Toxikose	4020	2 Mon.	490	0,45	85,6
Mö.	Toxikose	4150	10 Woch.	480	0,43	87,4

N-Angebot mit Aminofusin (3%ig) eine α-Amino-N-Retention von 84 bis 96,7% feststellen können (ERDMANN und HEINE). Im parenteralenNahrungsaufbau toxischer Ernährungsstörungen sahen wir desgleichen eine α-Amino-N-Retention von 80,0—87,4% (Tab. 2). BANSI und HELLER haben bei ihren Patienten (Erwachsenen) durchaus vergleichbare Retentionsquoten des α-Amino-N nachgewiesen.

Als Nebenerscheinung bei der parenteralen Verabreichung von Aminosäurengemischen beobachteten wir einen *Overflow von Aminosäuren in den Urin*, gleichgültig ob wir Säuglinge oder Kaninchen infundierten (ERDMANN und HEINE). Diese Erscheinung betraf die einzelnen Aminosäuren unterschiedlich (vgl. Abb. 3). Für die Stickstoff-Bilanz war der Befund weitgehend irrelevant. Immerhin wäre bei einer hochgradigen Hyperaminoacidurie mit einem empfindlichen Verlust wertvollen biologischen Materials, gleichzeitig aber auch mit der Gefahr einer Imbalanz der Aminosäuren zu rechnen. Unter anderem hatten wir zeigen können, daß die Overflow-Aminoacidurie mit der Konzentration der Aminosäuren parallel ging; denn der Overflow übertraf unter sonst gleichen Umständen bei Verwendung von 5%iger deutlich denjenigen von 3%iger Aminosäurenlösung. Bansi erkannte bald, daß es sich vorwiegend um eine Ausschwemmung der in den Präparaten enthaltenen D-Isomeren der Aminosäuren handelte.

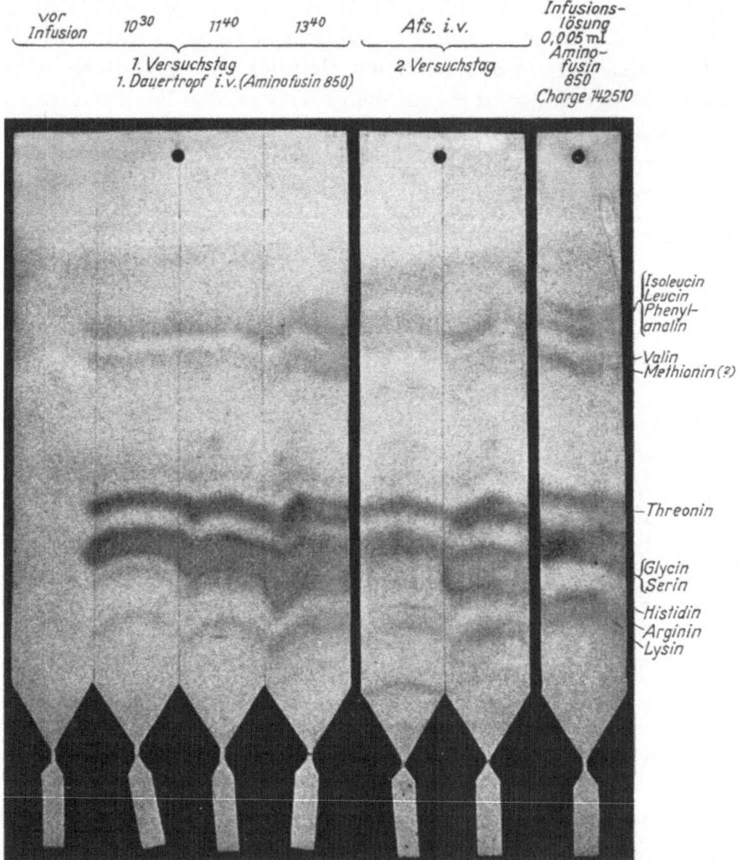

Abb. 3. Overflow-Hyperaminoacidurie bei einem erwachsenen Kaninchen unter der intravenösen Dauertropfinfusion von Aminofusin 850 (Charge 142510) an zwei aufeinanderfolgenden Tagen. Ganz rechts: Papierchromatogramm der verwendeten Infusionslösung zum Vergleich

In der *Absicht*, die *infusionsbedingte Hyperaminoacidurie zu unterdrücken*, führten wir in Zusammenarbeit mit Diehl und Figge bei Kaninchen (erwachsen, gesund, männlich) folgende Untersuchungen durch. Zunächst überprüften wir unter verschiedenen Versuchsbedingungen die *N-Bilanz*, ferner die α-Aminostickstoff-Bilanz (photometrisch und komplexometrisch). Außerdem bedienten wir uns einer kürzlich von Brenner u. Mitarb. publizierten Methode zum dünnschichtchromatographischen Nachweis der

Urin-Aminosäuren, die Figge am Institut von Herrn Prof. Dr. Dr. Lang dankenswerterweise so modifiziert hat, daß sie eine gewisse quantitative Aussage gestattet.

Methode. Walz et al. (Institut f. org. Chemie, Basel) hatten versucht, die infolge des Salzgehaltes im Urin bei Aminosäurebestimmungen auftretenden Störungen durch Umwandlung der Aminosäuren in Dinitrophenylaminosäuren (DNP-As) mittels 2,4-Dinitrofluorbenzol (DNFB) zu vermeiden. Ihre Modelluntersuchungen wurden von uns erstmals auf klinisches und tierexperimentelles Material übertragen und haben sich unseres Erachtens als brauchbar erwiesen. Aus äußeren Gründen beschränkten wir uns bei den Analysen auf eine Auswahl der im Aminofusin enthaltenen Aminosäuren, und zwar auf Glycin, Lysin, Phenylalanin, Threonin, Tryptophan, Valin sowie Leucin/Isoleucin (letztere als Einheit behandelt). Säurelösliche DNP-As (Histidin, Arginin) wurden nicht bestimmt.

Die im Versuch verwendeten Kaninchen erhielten jeweils zur Uringewinnung einen Dauer-Blasenkatheter gelegt und wurden abgesehen von Vergleichstieren, die Tutofusin B erhielten, mit einem 5%-Xylit enthaltenden Aminofusinpräparat in 6 Perioden von je 8 Std kontinuierlich parenteral ernährt. Nur nach Abschluß dieser Infusionsbehandlung erhielten sie gelegentlich kleine abgewogene Portionen von Karotten (oder Apfel) zum Knabbern.

Im einzelnen bekam *Kaninchen A* lediglich die sorbithaltige Elektrolytlösung Tutofusin B, die N-Bilanz war dabei stark *negativ*. Dagegen war unter Aminofusin-(xylithaltig)-Dauertropf die N-Bilanz wesentlich *günstiger*, wie der Vergleich von Kaninchen A und Kaninchen B zeigt (Abb. 4a). Der Sachverhalt kommt besonders deutlich zum Ausdruck, wenn wir — einem Vorschlag von Coats, Melbourne, folgend —, die N-Bilanz kumulativ aufzeichnen (Abb. 4b).

Unsere Ergebnisse lassen erkennen, daß bereits die verwendete Lösung von Aminosäurengemischen in der Lage ist, die N-Bilanz wesentlich zu verbessern. Um aber den Overflow der Aminosäuren zu hemmen und die Retention der verabreichten Aminosäuren generell zu steigern, injizierten wir nun jeweils *einem* von zwei Kaninchen, die die Dauertropfinfusion mit xylithaltigem Aminofusin erhielten, vor Beginn des Stoffwechselversuches eine Dosis von 20 mg Primobolan Depot, während das andere dieses Anabolikum nicht bekam. Bemerkenswerterweise war die N-Bilanz unter Primobolan Depot-Wirkung noch günstiger als bei ausschließlicher Verabreichung der Aminosäurenlösung (vgl. Abb. 5a und 5b, Kan. G und H als Beispiel). Bei Kaninchen H, einem mit dem Anabolikum vorbehandelten Tier, beobachteten wir sogar eine positive N-Bilanz. Drei Kaninchenpaare unserer noch im Gang befindlichen Versuchsreihe zeigten ohne Primobolan eine Gesamt-N-Retention mäßigen Grades, mit Depot-Primobolan dagegen eine um rund 30% verbesserte Retention.

Bei den Gesamt-N-Bilanzen kommen diese Unterschiede deutlich zum Ausdruck. Sie äußern sich rechnerisch aber auch bei der *Bilanzierung des α-Aminostickstoffs*. Hierbei waren von vornherein die Verhältnisse, worauf

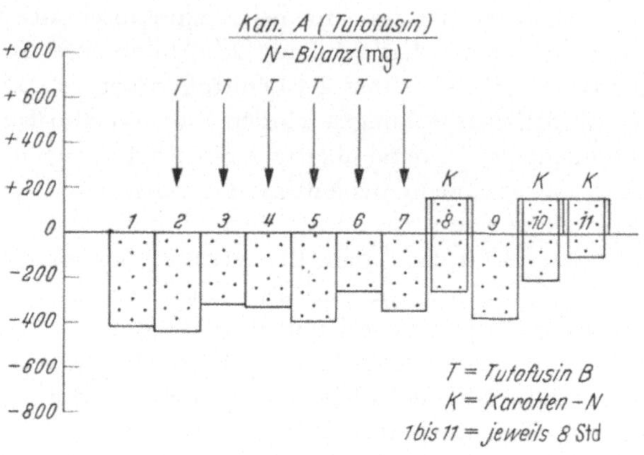

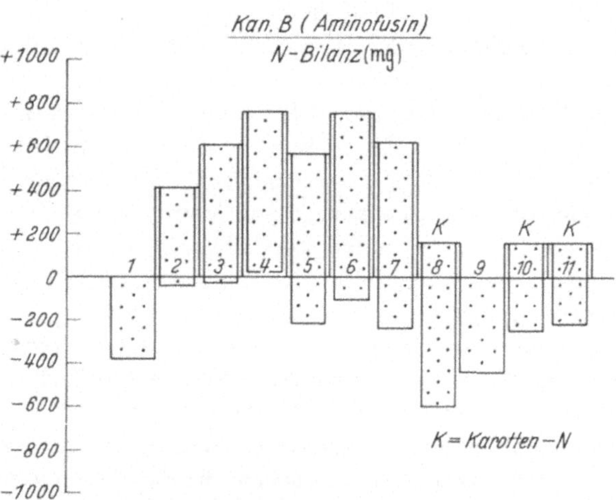

Abb. 4a. N-Bilanz bei 2 erwachsenen Kaninchen (männlich). Kaninchen A erhielt stickstofffreie Tutofusin-Infusionen, Kaninchen B Aminofusin (xylithaltig) intravenös als Dauertropfinfusion

wir schon früher hingewiesen hatten (ERDMANN und HEINE), bedeutend günstiger. Abb. 6 zeigt dies bei einem Kaninchen, das über 48 Std eine Aminofusin-Dauertropfinfusion erhalten hat. Die Zufuhr von α-Amino-N war entsprechend dem Aminosäurengehalt der infundierten Lösung hoch, die α-Amino-N-Retention beträgt hier über 95% (Verlust im Urin: 4,3%).

Mit Hilfe der von WALZ et al. angegebenen Methode (modifiziert von FIGGE) haben wir weiterhin den *Prozentsatz der Retention der einzelnen Amino-*

säuren durch Bestimmung des Verhältnisses von Zufuhr mit der Dauertropfinfusion und Ausscheidung im Urin bestimmt, um annähernd das Schicksal der einverleibten Aminosäuren im einzelnen zu verfolgen. Dieser Prozentsatz ist auffällig hoch (bis zu 100%), er entspricht etwa den Werten der α-Amino-N-Retention. Deutlich ist jedoch zu erkennen, daß unabhängig von der zusätzlichen Primobolan-Depot-Gabe das in L-Form zugeführte Lysin völlig retiniert wird, während die übrigen Aminosäuren, die

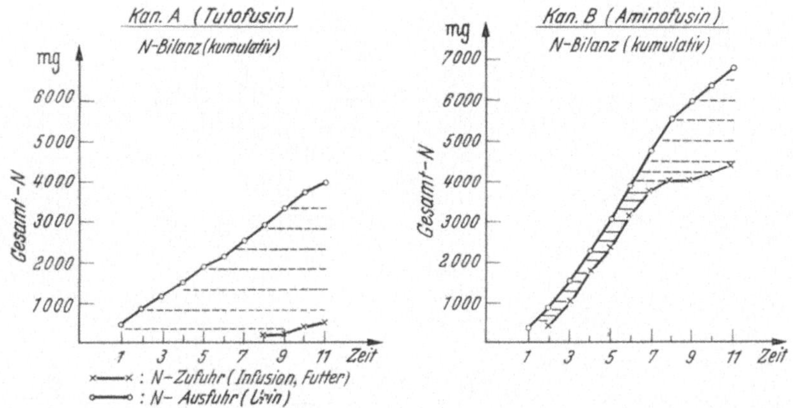

Abb. 4b. N-Bilanz der 2 Kaninchen A und B in kumulativer Aufzeichnung (vgl. Abb. 4a)

als Racemat oder in D-Form angeboten wurden, eine solch hohe Retentionsquote nur ausnahmsweise erreichen. Aber gerade diese teilweise beträchtliche Retention ist besonders bemerkenswert (vgl. Tab. 3).

Es wird zukünftigen Untersuchungen vorbehalten bleiben müssen, festzustellen, welches Mischungsverhältnis der einzelnen Aminosäuren, unter besonderer Berücksichtigung der Anteile an D- oder L-Formen, hinsichtlich der Gesamt-N- und der α-Amino-N-Retention am günstigsten ist. Wie Bansi u. Mitarb. kürzlich dargelegt haben, scheint ein lediglich aus L-Aminosäuren zusammengesetztes Gemisch trotz der Erwartungen, die man anfangs daran knüpfte, hinsichtlich der N-Bilanzierung (wenigstens in der von ihnen geprüften Präparateform) durchaus nicht das Gewünschte zu bieten.

Um die Beziehungen unserer experimentellen Untersuchungen zu den Aufgaben der Klinik nicht zu vernachlässigen, sei abschließend kurvenmäßig ein *Beispiel langfristiger intravenöser Ernährung* bei einem Kleinkind demonstriert (Abb. 7). Das 1 $^1/_4$ Jahre alte Mädchen erhielt wegen einer Streptokokken-Peritonitis, die von einer rechtsseitigen Adnexitis (operativ erwiesen) ihren Ausgang nahm, 2 Wochen fast ausschließlich eine parenterale Ernährung. Anfangs bestanden Ileus- bzw. Subileuszeichen ohne nachweisliche mechanische Verlegung des Darmlumens. Wir überbrückten bei täglichen Konsil mit dem Chirurgen zunächst von Tag zu Tag mit

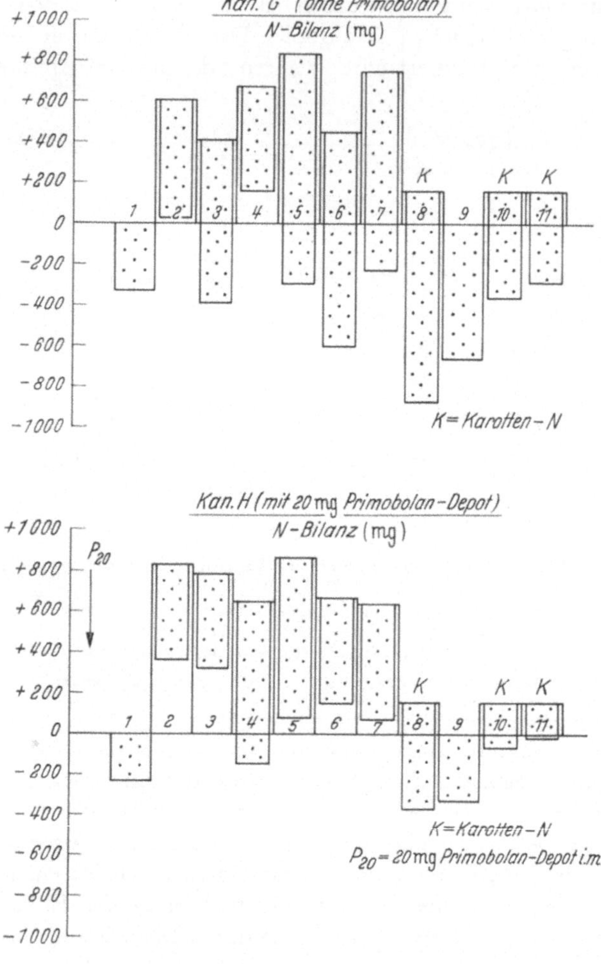

Abb. 5a. N-Bilanz bei 2 erwachsenen Kaninchen (männlich). Kaninchen G erhielt wie Kaninchen B (vgl. Abb. 4a) Aminofusin (xylithaltig), Kaninchen H dasselbe Präparat nach Vorbehandlung mit 20 mg Primobolan-Depot (i. m.). Die N-Bilanz wird unter dieser Hormonbehandlung positiv

Ringer-Traubenzuckerlösung, verabreichten auch Plasma-Protein. Als schließlich der operative Eingriff unumgänglich wurde und die Diagnose feststand, wir auch weiterhin nicht per os ernähren konnten, setzten wir nunmehr tägliche Aminofusin-Infusionen ein, die wir hin und wieder durch vorsichtige Lipofundingaben ergänzten. Auf diese Weise überstand das Kind ein 14tägiges Aussetzen der oralen Nahrungszufuhr. Vorübergehend kam es zur Gewichtsabnahme, doch befindet sich das Kind wohl,

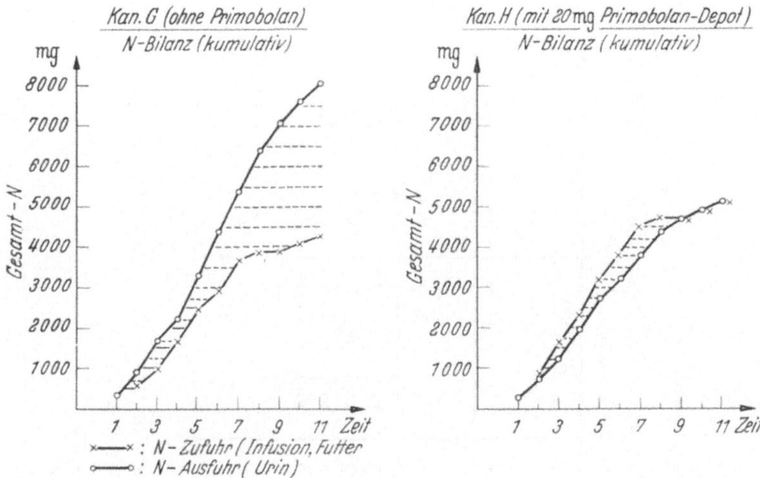

Abb. 5b. N-Bilanz der 2 Kaninchen G und H in kumulativer Aufzeichnung (vgl. Abb. 5a)

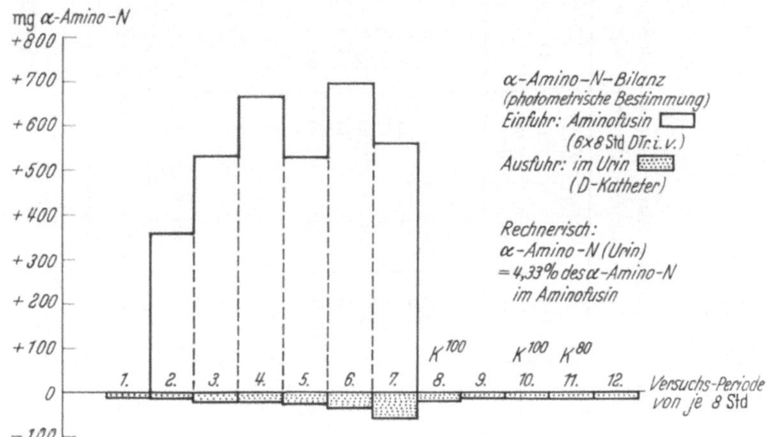

Abb. 6. Die α Amino-N-Bilanz ist bei Zufuhr von Aminofusin (xylithaltig) stark positiv. Über 95% des intravenös infundierten α-Amino-N werden retiniert

zeigt jetzt gute Gewichtszunahme. Es ist demnach gelungen, diese Patientin nahezu ausschließlich eine beträchtliche Zeit parenteral zu ernähren und damit das gefährdete Leben für die nach Überwindung der schweren Krankheit noch lange Zukunft zu erhalten.

Wir dürfen schließlich *zusammenfassen*. Der lebhafte Stickstoff-Metabolismus des Kindes ist bei parenteraler Ernährung besonders zu berück-

Tabelle 3. *Retention von Aminosäurenmengen in Prozent der detaillierten Zufuhr* (Kaninchen G und H im Vergleich als Beispiel)

8 stündige Untersuchungsperiode	Threonin		Glycin		Lysin (L-Form)		Tryptophan		Phenylalanin		Valin		Isoleucin/Leucin	
	G	H	G	H	G	H	G	H	G	H	G	H	G	H
		Prim.		Prim.		Prim.		Prim.		Prim.		Prim.		Prim.
1.	—	—	—	—	—	—	—	—	—	—	—	—	—	—
2.	63,0	92,2	99,5	99,5	98,9	100	60,8	85,9	76,1	89,2	67,9	87,9	93,3	97,2
3.	47,2	57,8	100	91,1	100	100	82,7	85,7	72,6	74,4	49,8	65,2	87,3	92,6
4.	85,7	81,0	100	92,1	100	100	95,2	33,2	92,1	68,7	86,9	80,2	80,5	97,6
5.	35,9	74,6	93,4	84,6	100	100	83,2	54,2	54,5	67,7	54,2	76,5	91,8	94,4
6.	37,3	70,0	99,3	92,8	100	100	64,0	57,8	56,9	74,9	42,7	71,5	88,1	93,4
7.	49,5	67,4	99,7	91,1	100	100	61,1	43,3	66,5	71,6	59,8	77,1	87,2	94,4
8.	—	—	—	—	—	—	—	—	—	—	—	—	—	—
9.	—	—	—	—	—	—	—	—	—	—	—	—	—	—
10.	—	—	—	—	—	—	—	—	—	—	—	—	—	—
11.	—	—		—	—	—	—	—	—	—	—	—	—	—

— = Vor- und Nachperioden, ohne Aminosäuren-Zufuhr
Perioden 2 bis 7: unter Dauertropfinfusion von 5%igem Aminofusin (xylithaltig, 5%) (Versuchspräparat)
Kan. G ohne, Kan. H = mit Primobolan-Depot-Vorbehandlung (20 mg i. m.) (= Prim)
(vgl. Abb. 5a und 5b, dort zugehörige N-Bilanzen)

sichtigen. Auf Grund ausgedehnter eigener Erfahrungen empfehlen wir die Verwendung von Aminosäurengemischen zur Komplettierung der intravenösen Ernährung, wenn die orale Nahrungszufuhr für längere Zeit unterbrochen wird. Genügt der Caloriengehalt der handelsüblichen Präparate nicht, dann ist unter Beachtung aller Kautelen fallweise die zusätzliche Zufuhr von Fettemulsionen in Erwägung zu ziehen. Der Verlust an

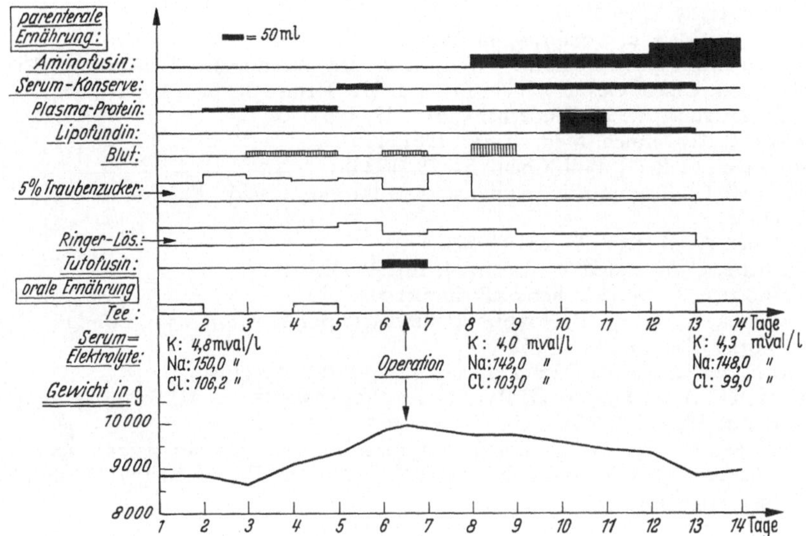

Abb. 7. Protrahierte parenterale Ernährung bei einem Kleinkind (H., Petra, 1¹/₄ Jahre alt; diffuse Peritonitis bei Adnexitis rechts)

Aminosäuren durch Overflow in den Urin ist relativ gering. Die Ergebnisse unserer Stoffwechseluntersuchungen legen es nahe, dem Overflow von Aminosäuren durch vorherige Gabe von Primobolan Depot zu begegnen, um damit die Retention von Stickstoff zu verbessern.

Literatur

BÄSSLER, K. H., W. PRELLWITZ, V. UNBEHAUN u. K. LANG: Klin. Wschr. **1962**, 791.

BANSI, H. W.: Verwertung intravenös verabfolgter Aminosäurengemische. Wiss. Veröff. Dtsch. Ges. f. Ernährung, Bd. 11. Darmstadt: Steinkopff 1963.

BANSI, H. W., P. JÜRGENS, G. MÜLLER u. M. ROSTIN: Klin. Wschr. **1964**, 332.

BRENNER, M., u. A. NIEDERWIESER: Experientia **17**, 237 (1961).

DIEHL, U.: Dissertation Mainz (in Vorbereitung).

DOHRMANN, R.: Med. u. Ernährung. **4**, 89 (1963).

ERDMANN, G.: Klin. Wschr. **1960**, 1002.

— Anwendung intravenös gegebener Aminosäurengemische in der Pädiatrie. Wiss. Veröff. Dtsch. Ges. f. Ernährung, Bd. 11. Darmstadt: Steinkopff 1963.

—, u. W. HEINE: Klin. Wschr. **1960**, 1001.

FIGGE, K.: Clin. Chem. Acta (Amsterdam), im Druck.
GEYER, R. P.: Parenteral nutrition. Physiol. Rev. **40**, 150 (1960).
GOEBEL, F.: Z. Kinderheilk. **34**, 94 (1922) u. **38**, 27 (1924).
HEINE, W., u. H. KIRCHMAIR: Z. Kinderheilk. **88**, 186 (1963).
HELLER, L.: Wiss. Veröff. Dtsch. Ges. f. Ernährung, Bd. 11. Darmstadt: Steinkopff (1963).
HOLT, L. E., P. GYÖRGY, E. L. PRATT, F. E. SNYDERMAN, and W. M. WALLACE: Protein and Amino Acid Requirements in Early Life, New York: New York University Press 1960.
LANG, K.: Med. u. Ernähr. **4**, 45 (1963).
— Ernährungsphysiologische Grundlagen der parenteralen Ernährung. Wiss. Veröff. Dtsch. Ges. f. Ernährung, Bd. 11. Darmstadt: Steinkopff 1963.
LICHTENSTEIN, A.: Z. Kinderheilk, **51**. 748 (1931).
MENZEL, K.: Münch. Med. Wschr. **1961**, 1157.
MOULTON, C. R.: J. biol. Chem. **57**, 79 (1923).
ROSE, W. C.: The nutritive significance of the amino acids. Physiol. Rev. **18**, 109 (1938).
— Nutr. Abstr. Rev. **27**, 631 (1957).
SCHMIDT, G.-W.: Med. u. Ernähr. **4**, 161 (1963).
SCHMÖGER, R.: Scripta therap. Pfrimmer 5.
SCHREIER, K.: In: J. T. HOLDEN: Amino acid pools. Amsterdam, London, New York: Elsevier Publ. 1962.
SHOHL, A. T., and K. D. BLACKFAN: J. Nutr. **20**, 305 (1940).
WALZ, D., A. R. FAHMY, G. PATAKI, A. NIEDERWIESER u. M. BRENNER: Experientia **19**, 213 (1963).
ZÖLLNER, N.: Die Verwendung von Fettemulsionen in der parenteralen Ernährung. Wiss. Veröff. Dtsch. Ges. f. Ernährung, Bd. 11, S. 130. Darmstadt: Steinkopff 1963.

Langfristige parenterale Ernährung neurochirurgischer Patienten

Von **H. Dietz und F. Fischer**

Aus der Neurochirurgischen Klinik (Dir. Prof. Dr. K. Schürmann)
und aus dem Institut für Anaesthesiologie (Dir. Prof. Dr. R. Frey)
der Johannes Gutenberg-Universität Mainz

Vergleichsweise häufiger als in anderen Fachgebieten sieht sich der Neurochirurg dem Problem der parenteralen Ernährung gegenübergestellt. Haben doch besonders Patienten, die mehr oder minder lange bewußtlos sind — etwa infolge schwerer Schädelhirnverletzungen oder raumfordernder intrakranieller Prozesse — einen nicht geringen Anteil am neurochirurgischen Krankengut.

Sofern solche zentral bedingten komatösen Zustände nur einige Tage andauern, ist die Behandlung nicht über Gebühr schwierig, da hierbei die inzwischen allgemein geübten Methoden der intravenösen Ernährung ausreichend sind. Die Schwierigkeiten wachsen jedoch außerordentlich, wenn das cerebrale Koma über eine Woche hinaus, in seltenen Fällen sogar Monate, andauert und der Patient über einen solch langen Zeitraum parenteral ernährt werden muß.

Dabei ist jedoch die Notwendigkeit der parenteralen Ernährung über längere Frist nur *eine* Seite der Problematik bei unserem Krankenmaterial; die *andere* Seite bilden jene zusätzlichen Schwierigkeiten, die durch die Affektion des Zentralnervensystems selbst bedingt sind. So vor allem die Reizung oder Schädigung medullärer Zentren und solcher des Hirnstamms. Dadurch kommt es zum sog. zentralen Erbrechen, zu Regulationsstörungen der Atmung und des Kreislaufes, ferner zu Störungen der vegetativen Steuerung innerer Organe, besonders der Motorik des Magen-Darm-Kanals, der Sekretionsverhältnisse und offenbar auch zu Störungen der Ferment-, Säure- und Gallensekretproduktion, d. h. also zu Störungen des Transports, der Aufbereitung und der Resorption der per vias naturales zugeführten Nahrungsmittel. Hinzu tritt erschwerend eine — ebenfalls durch vegetativ-nervöse Fehlsteuerung bedingte — Blutungsneigung in die Schleimhäute und aus denselben in den Magen-Darm-Kanal. Diese Verhältnisse machen eine Sondenernährung häufig nicht nur unmöglich, sondern zwingen im Gegenteil dazu, den Mageninhalt nach außen abzudrainieren.

Darüber hinaus besteht nicht selten eine zentral bedingte Lähmung der Schlundmuskulatur sowie ein Fehlen von Rachen- und Hustenreflexen, so daß sowohl von oben her Nasensekret und Speichel als auch von unten her (durch Reflux aus dem tonisch gestörten Magen und Oesophagus) Magensekret und relativ dünnflüssige Sondennahrung in die Trachea einlaufen können. Da eine Aspirationspneumonie bei diesen ohnehin schwer geschädigten Patienten eine sehr ernste Komplikation darstellt, dürfte schon allein aus diesem Gesichtspunkt heraus eine Sondenernährung nicht indiziert sein.

Tabelle 1. *Parenteral ernährte Patienten der Neurochirurgischen Klinik Mainz in den Jahren 1963 und 1964*

Dauer (Tage)	Schädel-Hirn-verletzungen	Gehirntumoren, Gefäßmißbildungen	Gesamt-zahl	V. cava-Katheter
1— 7	71	168	239	58
8—14	12	30	42	27
15—21	4	18	22	21
22—70	4	10	14	14
Summen:	91	226	317	120

Tabelle 1 zeigt eine Übersicht über die auf dem Wege der parenteralen Ernährung behandelten Fälle der Neurochirurgischen Klinik Mainz aus den beiden letzten Jahren. Bei einer Gesamt-Patientenzahl in diesem Zeitraum von 1162 wurden 343 Patienten konservativ und 839 operativ behandelt. 317 dieser Patienten wurden über eine mehr oder minder lange Frist rein parenteral ernährt. Die größten Zahlen entfallen dabei auf die erste Woche. Dies sind hauptsächlich solche Fälle, bei denen schon nach einigen Tagen auf orale oder Sondenernährung übergegangen werden konnte und solche, die innerhalb der ersten Woche verstarben. Mit der längeren zeitlichen Erstreckung der parenteralen Ernährung werden die Fallzahlen kleiner. In der letzten Rubrik sind diejenigen Fälle eingetragen, die mittels eines in die Vena cava superior eingeführten Katheters ernährt wurden: das sind alle Fälle über zwei Wochen und etwa zwei Drittel der Fälle zwischen 8 und 14 Tagen. Die längste parenterale Ernährungszeit mit einer Vollbilanzierung betrug 70 Tage.

Am Beispiel zweier Fälle sollen die Art unserer Bilanzierung und einige Probleme der länger dauernden parenteralen Ernährung angedeutet werden:

Zunächst das postoperative Bilanzbild (Tab. 2) eines 39jährigen Mannnes mit einem Gliom der rostralen Stammganglien. Der Patient wurde einschließlich Op.-Tag 13 Tage über einen Vena cava-Katheter parenteral ernährt, ab 14. Tag wurde zusätzlich Sondenkost gegeben. Der nach der Körperoberfläche berechnete Soll-Grundumsatz betrug 1600 kcal, plus

40% Zuschlag im Hinblick auf die Schwere der durchgemachten Operation und des Gesamtzustandes ergibt ein Soll von 2255 kcal. Die Gesamtzufuhr betrug im Mittel 2345 kcal/Tag ab 1. postop. Tag, wobei auf den Säulen jeweils die calorischen Anteile der zugeführten Kohlenhydrate, Fette und Aminosäuren aufgetragen sind. Kohlenhydrate führen wir vorwiegend

Tabelle 2

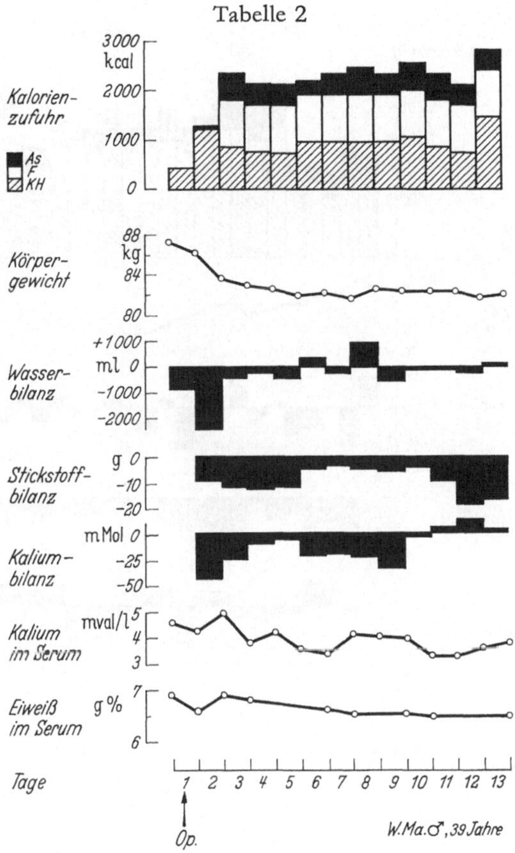

in Form von Invertzucker, Sorbit und Lävulose zu, Fett vor allem in Form des 20%igen Intralipid-VITRUM und Aminosäuren (nach dem Vorschlag von LANG) als Aminosäuregemisch mit Zusatz von Sorbit in Form des Aminofusin-PFRIMMER.

Die prozentualen Anteile der Gesamtcalorienzufuhr betrugen im Mittel 40% Kohlenhydrate, 42% Fett und 18% Aminosäuren. Mengenmäßig entspricht diese Zufuhr im Tagesmittel 2,6 g Kohlenhydrate/kg(= 226 g/Tag), 1,15 g Fett/kg (= 100 g/Tag) und 1,2 g Aminosäuren/kg (= 106 g/Tag). Die Gewichtskurve zeigt an den beiden ersten Tagen — entsprechend der negativen Wasserbilanz — einen relativ starken Abfall, welcher durch die zur Verhütung einer postoperativen Hirnschwellung provozierte osmotische Diurese bedingt ist. Die Stickstoffbilanz bleibt im ganzen Zeitraum der parenteralen Ernährung negativ, wobei der Gesamtverlust an Stickstoff

Tabelle 3

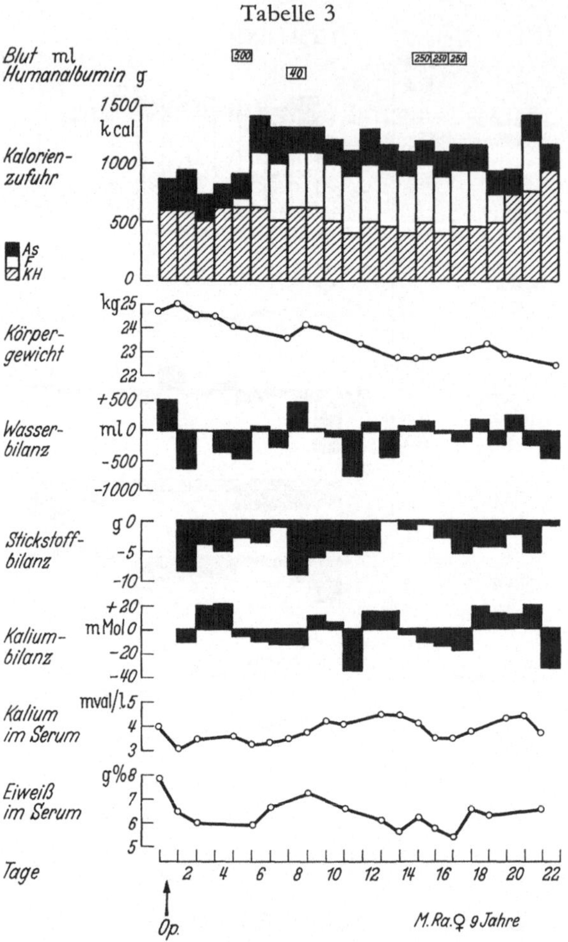

vom 1. bis 12. postoperativen Tag 115 g beträgt, was einem Abbau von 2,9 kg Körpereiweiß entspricht. Die Kalium-Bilanz zeigt einen Defizit von 160 mMol (= 6,25 g), eine Menge, die geringer ist, als es nach dem Stickstoffverlust erwartet werden könnte.

Das zweite postoperative Bilanzbild (Tab. 3) betrifft ein 9jähriges Mädchen, das wegen eines Kleinhirntumors operiert wurde. Die parenterale

Ernährung mittels Vena cava-Katheter erstreckte sich über 22 Tage, vom 23. Tag an wurde zusätzlich Sondenkost gegeben.

Das nach der Körperoberfläche berechnete Calorien-Soll betrug 830 kcal/Tag, hinzugerechnet wurden 40% im Hinblick auf die Schwere der Operation und des Zustandes sowie 10% für die im Durchschnitt um 0,5° C über die Norm erhöhte Körpertemperatur. Das ergibt einen täglichen Bedarf von 1395 kcal. Tatsächlich zugeführt wurden 1150 kcal (= 47 kcal/kg). Die prozentualen Anteile der Gesamtcalorienzufuhr betrugen im Mittel 49% Kohlenhydrate, 32% Fett und 19% Aminosäuren. Mengenmäßig entspricht diese Zufuhr im Tagesmittel 5,6 g Kohlenhydrate/kg (= 138 g/Tag), 1,6 g Fett/kg (= 39,2 g/Tag) und 2,2 g Aminosäuren/kg (= 54 g/Tag).

Die Gesamtübersicht zeigt auch in diesem Fall eine kontinuierliche Gewichtsabnahme und eine über den ganzen Zeitraum der parenteralen Ernährung negative Stickstoffbilanz. Der Gewichtsverlust von insgesamt 2,2 kg ist durch den Wasserverlust und den errechneten Eiweißverlust unter Berücksichtigung der nicht in die Wasserbilanz eingehenden Zufuhr von 1250 ml Blut erklärt. Das weit unter die Norm abgefallene Serumeiweiß konnte am 8. Tag durch Zufuhr von Humanalbumin nur vorübergehend angehoben werden.

Zusammenfassend soll hervorgehoben werden, daß diese beiden Beispiele insofern typisch für unsere neurochirurgischen Fälle sind, als

1. die Wasserbilanz bei unseren Patienten mit Hirndruckerscheinungen durch Einschränkung der Zufuhr und durch dehydrierende Maßnahmen bewußt eher negativ eingestellt wird;

2. eine positive Stickstoffbilanz in keinem der parenteral ernährten schweren Fälle erreicht werden konnte, auch nicht durch zusätzliche Gaben eines Anabolikums;

3. ein Calorienoptimum mit dieser Form der Ernährung bei Patienten in schwerem Allgemeinzustand, besonders wenn auch noch Hyperthermie, motorische Unruhe oder Krampfneigung bestehen, nur selten angeboten werden kann. Inwieweit zur Erreichung eines solchen Calorienoptimums die relative Erhöhung der Fettzufuhr die geeignetste Maßnahme ist, vermögen wir noch nicht zu beurteilen.

Die parenterale Ernährung bei Patienten der Hals-Nasen-Ohrenklinik

Von **H. Kreuscher**

Aus dem Institut für Anaesthesiologie (Direktor: Prof. Dr. R. Frey) der Johannes Gutenberg-Universität Mainz

Herr Vorsitzender, meine Damen und Herren!

Die Möglichkeiten der modernen parenteralen Ernährung werden von den HNO-Klinikern insofern besonders begrüßt, als es in diesem Fachgebiet einige dankbare Indikationen gibt.

Als Korreferent zu dem vorangegangenen Hauptthema möchte ich auf die Grundlagen der parenteralen Ernährung in der HNO-Heilkunde nicht eingehen, dies ist auch nicht notwendig, denn es gelten grundsätzlich die gleichen Bedingungen wie in der Allgemeinchirurgie mit der Ausnahme, daß wir in der HNO-Heilkunde selten Patienten antreffen, bei denen bereits vor Beginn unserer Behandlung schwere Entgleisungen des Wasser-, Elektrolyt- und Energiehaushaltes vorliegen. Vielmehr kommt es bei den meisten parenteral zu ernährenden Patienten darauf an, das gefährdete *milieu interieur zu schützen und im Gleichgewicht zu halten.* Lediglich Patienten mit Tumoren der Speiseröhre bzw. des Mediastinums kommen gelegentlich mit ausgeprägten Entgleisungen ihres Wasser- Elektrolyt- und Energiehaushaltes zur Behandlung. Bei diesen Patienten gilt es einerseits die bereits vorhandenen Störungen zu kompensieren und andererseits die Ernährung auf parenteralem Wege solange sicherzustellen, bis der Erfolg einer radiologischen oder chirurgischen Therapie eine ausreichende enterale Nahrungsaufnahme ermöglicht. Das primäre Bild dieser Patienten ist entsprechend der gemeinsamen Ursache-Inanition, Tumorkachexie — ziemlich einheitlich. Es handelt sich in der Regel um eine mehr oder weniger ausgeprägte *hypertone Dehydration* und *Hypalbuminämie*. Daneben besteht fast immer eine *Anämie*, die oft erst nach der Kompensation des Flüssigkeitshaushaltes klar erkannt wird. Es hat sich bewährt, diese Patienten der vorgesehenen Therapie erst nach der Wiederherstellung des milieu interieurs zuzuführen, da nicht nur die chirurgische, sondern auch die radiologische Therapie eine recht erhebliche Belastung des Organismus darstellt. Neben der Versorgung des Patienten mit Wasser, Salzen, Aminosäuren und Energieträgern müssen die Bluttransfusion und Plasmainfusion gleich zu Beginn in das Programm aufgenommen werden.

Eine der häufigsten Indikationen zur parenteralen Ernährung in der HNO-Heilkunde ist die suizidale oder unfallbedingte *Ösophagusverätzung* mit Laugen oder Säuren. Ich möchte vorwegnehmen, daß wir niemals behandlungsbedürftige Entgleisungen des metabolischen Säure-Basenhaushaltes durch die unmittelbare Wirkung der Säuren oder Laugen gesehen haben. Die eingenommenen Mengen sind in der Regel ziemlich klein — meist ein oder zwei Schluck — und werden wohl, nachdem sie ihren Schaden an den Wänden der Speiseröhre und des Magens angerichtet haben, durch die Schleimhautsekrete neutralisiert. Die schweren, perforationsgefährdeten Verätzungen schließen aber für einige Tage jede enterale Nahrungsaufnahme aus, so daß diese Zeit durch eine parenterale Ernährung überbrückt werden muß. Wenn die Verätzungen leichterer Art sind und die Dauer der parenteralen Ernährung auf 3—4 Tage beschränkt bleibt, ist nach unseren Erfahrungen eine Vollbilanzierung des Patienten nicht notwendig. Man kommt mit der täglichen Messung des Körpergewichts, der Harnmenge und der Serumelektrolyte aus und kalkuliert die Dosierung nach den üblichen, im Rahmen des Hauptthemas bereits besprochenen Regeln. Sind die Verätzungen jedoch schwerster Natur, sollte eine Vollbilanzierung durchgeführt werden, weil einerseits die parenterale Ernährung über längere Zeit fortgesetzt werden muß und andererseits erhebliche, mit Fieber einhergehende Allgemeinreaktionen zu erwarten sind, die natürlich ihren Niederschlag im milieu interieur finden und entsprechend korrigiert werden müssen.

An nächster Stelle möchte ich schwere *otogene Meningo-Encephalitiden* als Indikation zur parenteralen Ernährung nennen. Dieses schwere, dank der Antibiotika und frühzeitigen operativen Behandlung selten gewordene Krankheitsbild kann den vollen Einsatz sogenannter Intensivtherapie einschließlich kontrollierter Hypothermie erfordern. Eine Sondenernährung kommt bei diesen Fällen wegen der Aspirationsgefahr durch regurgierten Mageninhalt und/oder wegen der partiellen Darmparalyse durch die pharmakologische vegetative Blockade zumindest anfangs nicht in Frage.

Wir konnten einen 32jährigen Patienten mit schwerster, abszedierender otogener Meningoencephalitis nicht zuletzt durch die Methoden der parenteralen Ernährung in Kombination mit kontrollierter Hypothermie nach 6wöchiger Intensivtherapie retten.

Als weitere, glücklicherweise seltene Indikation ist die *Schlundnahtinsuffizienz nach Laryngektomie* zu nennen, wenn die Nährsonde aus irgendeinem Grunde — nicht selten vom Patienten selbst — vorzeitig entfernt wurde. Ohne weitere gefährliche Belastung der Schlundnaht ist es in der Regel kaum möglich, während der ersten postoperativen Tage wieder eine Nährsonde einzuführen.

Eine wesentliche Problematik bei der Durchführung der parenteralen Ernährung über längere Zeiträume bei Patienten einer Hals-Nasen-Ohrenklinik mag aus meinen Ausführungen hervorgehen: Diese Therapieform wird im Vergleich zur Allgemein- und Neurochirurgie selten angewandt, erfordert aber doch — wie Sie alle wissen — speziell geschultes und erfahrenes Pflegepersonal. Die Intensivpflege bleibt darum in den Hals-Nasen-Ohrenkliniken mangels Spezialpersonal vorläufig noch problematisch bis entsprechende Intensivpflegezentren geschaffen oder mehr Spezialpersonal zur Verfügung steht.

Die Bedeutung der parenteralen Ernährung für die Wehrmedizin

Von **F. W. Ahnefeld, Oberstabsarzt**

Aus dem Institut für Anaesthesiologie (Dir. Prof. Dr. R. Frey) der Universität Mainz und dem Bundeswehrlazarett Koblenz (Chefarzt Generalarzt Dr. N. Breidenbach).

Faßt man die Ergebnisse der in den letzten Jahren erschienenen Veröffentlichungen über die parenterale Ernährung mit neuen, gut verträglichen und vom Organismus besser verwertbaren Präparaten zusammen, so erhält man den Eindruck, daß die wesentlichsten Probleme gelöst sind und eine vollständige intravenöse Ernährung im Bereich des Möglichen liegt. Obwohl für die einzelnen Fachgebiete zahlreiche Indikationen herausgestellt wurden, erscheinen mir aus der Sicht der operativen Fächer noch wichtige Fragen offen, von denen ich einige herausgreifen und diskutieren möchte: In welcher Phase des Krankheitsablaufes ist die parenterale Ernährung indiziert und vor allem mit Erfolg einzusetzen, für welchen Zeitraum kann die alleinige intravenöse Ernährung als ausreichend angesehen werden, welche optimale Zusammensetzung müßte gewählt werden, und schließlich ist überhaupt eine ausreichende Eiweißsubstitution, die uns ja vordringlich beschäftigen muß, möglich ?Eine zusätzliche, für die Wehrmedizin wichtige Frage möchte ich anschließen: Lassen sich Blut und vor allem Blutderivate, die ja, wie wir es selbst bei begrenzten Katastrophen immer wieder erleben, nicht in ausreichender Menge bevorratet werden können, durch die Anwendung von Aminosäuren wenigstens bis zu einem gewissen Grade einsparen?

Die besten Ergebnisse in der Verwertung und im objektivierbaren Effekt sahen wir mit der intravenösen Ernährung in der *präoperativen* Phase. Hier läßt sich die Ausgangslage der Patienten innerhalb von 8—10 Tagen wesentlich verbessern und sicher dadurch auch das Operationsrisiko vermindern. Keine ausreichenden Erfahrungen besitzen wir für die 1. postoperative Phase, also die ersten 3—4 Tage nach dem Eingriff oder einem Trauma. Für diesen Zeitraum divergieren die Angaben über den Effekt einer intravenösen Ernährung in der Literatur erheblich. Während Moore, Bland, Artz u. a. in der ausgeprägten katabolen Phase jeden Versuch eines parenteralen Ausgleichs der Defizite, eben wegen der bestehenden

Stoffwechseldysregulation und Verwertungsstörungen, als sinnlos ablehnen, ja hierin sogar eine zusätzliche Belastung für den Organismus sehen, haben andere Autoren, insbesondere die schwedische Arbeitsgruppe um Wretlind nachgewiesen, daß ein sofortiger postoperativer Beginn das entstehende Defizit verringert und damit den Krankheitsablauf günstig beeinflußt. Gerade für schwere Traumen, die uns besonders interessieren, fehlen leider überzeugende und stichhaltige Untersuchungsergebnisse, die eine Beantwortung dieser Frage ermöglichen. Bei Verletzungen müssen wir aber wahrscheinlich viel länger mit Verwertungsstörungen, insbesondere im Eiweißstoffwechsel, u. a. wegen schockbedingter Funktionseinschränkungen der Leber, rechnen. Vielleicht liegt hierin der Grund, warum wir, trotz Beachtung aller Empfehlungen über die Dosierung und Zusammensetzung der parenteralen Ernährung, bei der Notwendigkeit einer länger dauernden intravenösen Nahrungszufuhr bisher nie einen schwertraumatisierten Patienten calorisch ausreichend ernähren konnten und auch nie eine positive Stickstoffbilanz erzielten.

Bei der Zusammensetzung und Dosierung der intravenösen Ernährung stehen wir auch heute noch vielen ungelösten Problemen gegenüber. Wir wissen zwar, daß der Patient 30—40 Calorien und 1,5 g Eiweiß pro kg und Tag benötigt, wir haben aber auch zu beachten, daß die Zufuhr, wie es Bland, Lang, Schön u. a. hervorheben, in der Zusammensetzung den Erfordernissen entspricht. Hiernach müßten 50% der Gesamtmenge durch Kohlenhydrate, 28% durch Proteine und 22% durch Fett abgedeckt werden. Andererseits liegt nach Carstensen die Toleranzgrenze für Fructose und Glucose bei 1,5 g/kg KG/Tag. Mit Hilfe der Fettlösungen läßt sich zwar das calorische Angebot im Rahmen des vertretbaren Gesamtflüssigkeitsvolumens erheblich erhöhen, aber Fett kann, einfach ausgedrückt, nichts anderes als Calorien liefern, während Kohlenhydrate gerade nach einem Trauma für zahlreiche Stoffwechselaufgaben benötigt werden. Zeller u. Mitarb. empfehlen für die vollständige parenterale Ernährung rund 2000 Calorien, wovon jedoch nur 500 Calorien, also 25%, in Form von Kohlenhydraten erscheinen. Wie ist, so muß man sich trotz der zahlreichen, aber sich doch offensichtlich widersprechenden Ergebnisse fragen, die optimale Zusammensetzung? Liegt hierin vielleicht die Ursache für die noch nicht voll befriedigenden Ergebnisse der intravenösen Nahrungszufuhr?

Ein weiteres Problem scheint mir auch heute noch nicht gelöst, obwohl es seit Jahren, allerdings meistens einseitig, diskutiert wird. Verwenden wir für die Kohlenhydratzufuhr besser Lävulose oder Glucose? Wir bevorzugen seit einigen Jahren einen Kompromiß, indem wir Invertzucker empfehlen. Wir sind uns natürlich darüber im klaren, daß damit die eigentliche Frage nicht gelöst ist. Ich will hier nicht erneut die allen bekannten

Vorteile der Lävulose anführen. Aber diese Vorteile dürfen doch nicht darüber hinwegtäuschen, daß der Organismus für bestimmte Stoffwechselvorgänge eben Glucose und nicht Lävulose benötigt.

Im Mittelpunkt aller Betrachtungen steht die Eiweißsubstitution. Seitdem gut verträgliche und verwertbare Aminosäuren verfügbar sind, findet man in allen Arbeiten eine strenge Abgrenzung der Indikation für Blut und Blutderivate einerseits und Aminosäuren andererseits. Für die parenterale Ernährung ist jeweils das Eiweiß vorzuziehen, das am leichtesten und schnellsten metabolisiert wird. Zwischen dem Plasma- und Gewebeeiweiß besteht eine enge Wechselbeziehung. Theoretisch müßte es demnach möglich sein, unter Bereitstellung ausreichender Mengen Aminosäuren und Calorien für eine Eiweißsynthese zu sorgen, die auch den laufenden Bedarf an Bluteiweißen abdeckt. Voraussetzung dafür dürfte neben der genügenden Zufuhr nur eine entsprechende Verwertung, also eine ungestörte Synthese sein. Hier stehen wir beim traumatisierten Patienten noch ungelösten Problemen gegenüber. Die Proteinsynthese scheint so erheblich und lang anhaltend gestört zu sein, daß die Eiweißsubstitution allein mit Aminosäuren nicht in ausreichendem Maße gelingt. Unsere eigenen Beobachtungen erstrecken sich vorwiegend auf Verbrennungen und Schädelverletzungen. Wir fanden, daß der Proteingehalt des Serums relativ lange konstant bleibt, nach der allgemeinen Auffassung also kein Grund zur Zufuhr von Blut, Plasma oder Albuminen bestand. Der Proteingehalt des Serums sinkt im allgemeinen erst dann deutlich ab, wenn die Organeiweißdepots in Leber und Muskulatur erschöpft sind oder die Bereitstellung von Gewebeeiweiß mit den Proteinverlusten, die ja, wie z. B. bei Verbrennungen nach kleineren Eingriffen, z. B. der Ablösung einer begrenzten Nekrose. Die während der Operation aufgetretenen Verluste wurden stets ausreichend ersetzt und konnten zumindest nicht allein, für den plötzlichen Abfall verantwortlich sein. Es muß sich vielmehr um den Zusammenbruch einer mühsam aufrecht erhaltenen Kompensation handeln, wenn die Eiweißdepots der Gewebe erschöpft oder zumindest einer Belastung nicht mehr gewachsen sind. An diesen Beobachtungen zeigt sich, daß die Eiweißsubstitution bei schweren Traumen nicht allein auf Aminosäuren begrenzt bleiben darf, daß hier die eingangs erwähnte Abgrenzung der Indikation für Blut bzw. Blutderivate und Aminosäuren nicht in vollem Umfange Gültigkeit haben kann. In diesen Fällen gehören Plasma, vor allem Albumine, zur parenteralen Ernährung. In geringem Volumen lassen sich relativ große Eiweißmengen mit 20%igem Albumin zuführen, sie verringern die Beanspruchung der Gewebeeiweißdepots und sichern eine ausreichende Proteinkonzentration, auch wenn der Nachschub aus den Depots verringert wird oder schließlich ganz ausbleibt. Das Serumalbumin stellt, wie CARSTENSEN betont, die Quelle dar, aus der alle Organe und

Zellen ihr „Roheiweiß“ beziehen, ein weiterer Grund für einen ausreichenden Albuminnachschub und evtl. auch für die plötzlich auftretende Dekompensation.

In französischen Zentren zur Behandlung von Verbrennungen, die ich vor kurzem besuchen konnte und in denen man sich seit Jahren sehr viel intensiver, als wir das in Deutschland taten, mit den Möglichkeiten der parenteralen Ernährung bei schweren Traumen befaßte, fand ich unsere Befunde bestätigt. Hier hat man die Anwendung von Aminosäurelösungen wieder erheblich eingeschränkt, da, wie mir die dortigen Kollegen mitteilten, eine auch nur annähernd ausreichende Eiweißsubstitution nicht möglich war. Wahrscheinlich deswegen nicht möglich war, weil die Aminosäuren eben wegen länger bestehender Störungen in der Eiweißsynthese und trotz ausreichender Calorienzufuhr im Betriebsstoffwechsel verbrannt, nicht aber in ausreichenden Mengen zu Eiweiß synthetisiert wurden. In den französischen Zentren deckt man den Eiweißbedarf vorwiegend mit Albuminen in Mengen, die wir bisher wegen der Befürchtung, daß der kolloidosmotische Druck zu stark erhöht werden könnte, nicht zu infundieren wagten. Man versucht darüber hinaus mit hochprozentigen Traubenzucker- und Fettlösungen das calorische Angebot sehr hoch zu halten, um mit dieser Maßnahme einen zusätzlichen Proteinspareffekt zu erzielen. Man ist sich natürlich bewußt, daß sich bei der Zufuhr von Blutderivaten kein Soforteffekt für den Baustoffwechsel erzielen läßt, hat jedoch auf Grund der Ergebnisse keinen Zweifel daran, daß diese Form der Eiweißsubstitution nicht nur bei Verbrennungen, sondern bei allen Traumen, die mit größeren Eiweißverlusten einhergehen, die optimalste ist. Vielleicht bietet sich ein Mittelweg an, und es läßt sich eine tragbare Relation zwischen Aminosäuren- und Bluteiweißzufuhr finden, die jedoch gerade bei speziellen Traumen durch entsprechende Untersuchungen zu klären wäre.

Bei der Durchführung einer parenteralen Ernährung ist aber sicher, wie die angegebenen Beispiele zeigen, eben nicht nur die Berechnung der Zufuhr auf Grund angegebener Calorien- oder Nährstoffwerte ausschlaggebend, erst die genaue Dosierung unter Berücksichtigung der bekannten Utilisationsraten und die Beachtung spezieller, im Einzelfall notwendiger Variationen, wie z. B. die rechtzeitige Kombination mit einer Sondenernährung usw., geben uns die Möglichkeit, zumindest einen beträchtlichen Teil der Energie parenteral zur Verfügung zu stellen, die für die reparativen Vorgänge und damit das Überleben erforderlich sind.

Die Bedeutung der parenteralen Ernährung für die Wehrmedizin steht außer Frage, dennoch erscheint es notwendig zunächst weitere Fragen zu klären, die den Schwerverletzten oder Schwerkranken betreffen, um zu klaren therapeutischen Empfehlungen zu kommen.

Literatur

ARTZ, C.: Persönliche Mitteilungen.

BLAND, J. H.: Störungen des Wasser- und Elektrolythaushaltes. 2. Aufl., Stuttgart: Thieme 1959.

CARSTENSEN, E.: Infusionstherapie und parenterale Ernährung in der Chirurgie. Grundlagen und Indikation. Stuttgart: Schattauer-Verlag 1964.

LANG, K.: Ernährungsphysiologische Grundlagen der parenteralen Ernährung in: Wiss. Veröff. Dtsch. Ges. f. Ernährung, Bd. 11. Darmstadt: Steinkopff-Verlag 1963.

MOORE, F. D.: Metabolic care of the surgical patient. First edition. Philadelphia: Saunders 1959.

WRETLIND, A.: Intravenöse Ernährung in der postoperativen Phase. Anaesthesist **6**, 255 (1957).

ZELLER, W., H. SCHÖN, u. F. WOLF: Klinische Untersuchungen bei kompletter intravenöser Ernährung. Referat, „Symposium Kassel-Wilhelmshöhe 1964“: „Intravenöse Ernährung“.

Parenteral Nutrition with Amino Acid Mixtures.

By **D. Coats**

Intravenous therapy may be instituted in patients for a number of reasons and in each case in which it is used there will be need for careful appraisal of many factors associated with its commencement and maintenance. There are many practical problems inherent in any regime of intravenous therapy and these become more numerous as the duration of therapy becomes longer. It is intended in this communication to consider some aspects of parenteral nutrition maintained for long periods with high calorie carbohydrate and ethyl alcohol solutions and with solutions of pure synthetic amino acids. The patients used in this study had all undergone extensive gastro-intestinal surgery and the alimentary route for the provision of fluids and nutrients was largely or completely unavailable. Before considering some practical problems associated with this type of long-termin-travenous therapy, however, it may be of benefit to note certain basic principles of the provision of fluids and nutrients by the intravenous route.

Under normal circumstances the entire fluid and nutritional requirements of the body are provided by the alimentary route. This means that with the exception of some fat passing to the lacteals all materials first enter portal vein blood and are presented to the liver before entering the systemic circulation.

When these materials are given intravenously, however, the liver is bypassed and they enter directly the systemic circulation. This fundamental difference in the route of presentation is of no particular significance when intravenous therapy is being employed to provide materials such as blood, various plasma expanders, water and electrolytes. These materials do not ·equire presentation to or modification by the liver and their direct entry to the systemic circulation presents no particular problems. In the case of ·avenous infusion to meet the body's nutritional requirements, however, ıary bypassing of the liver may be of considerable significance. Because of this it is clearly preferable to use the alimentary route whenever possible to meet the body's fluid and nutritional needs and before instituting intravenous therapy its indications must be clearly understood. Some of these indications may be:

1. When there is a need to provide whole blood, blood fractions such as packed erythrocytes, concentrated serum albumin or plasma, or one of a

number of plasma expanders. In such cases only the intravenous route is available.

2. When there is a need to provide water, various electrolytes including those primarily required to repair or maintain the body's buffer systems, and various nutrients and when these requirements cannot be met by the oral route. Failure to meet these requirements by the oral route, either completely or in part, may be due to one or several of many causes of which vomiting, anorexia, various malabsorption syndromes and the presence of paralytic ileus are of obvious importance. Also of importance may be the presence of fistular or other losses of fluid from the gastro-intestinal tract or excessive losses of fluid from the body by other routes as is the case in burns. In all of these cases the decision to institute intravenous therapy must be based upon an assessment of the body's needs and the possibility or otherwise of meeting those needs by the oral route.

When it has been decided that intravenous therapy is required in a patient, very careful consideration must be given to the nature and volumes of the fluids to be infused. It is a fundamental principle in medicine that as far as possible any form of therapy must do no harm and this was never more true than in the field of intravenous therapy. Although this paper deals primarily with some problems of intravenous nutrition these are so intimately related to such factors as the repair or maintenance of the oxygen carrying capacity of the blood, the body's fluid requirements and relationships and the provision of electrolytes that it is not possible to consider nutrition alone. In any regime of intravenous therapy, therefore, there are certain fundamental requirements which govern the nature and volume of the water and solutes infused:

1. The fluid infused should be designed to correct body deficits present at the commencement of therapy. These deficits may be of water, of various electrolytes, of readily available energy yielding substrate or of amino nitrogen for protein synthesis.

2. The water and solutes being provided by the intravenous route should be available to cover any continuing body requirements or continuing normal or abnormal losses from the body.

3. The solutions being used should not be infused in excess. Excesses may occur in the volume of water presented, in the amount or nature of various electrolytes or more rarely in the amount of nutrient (e. g. intravenously administered fat) given.

4. As the fluid infused bypasses the liver and is presented directly to the systemic circulation any solute present, as far as possible, should not require primary liver handling.

5. If the solute being infused is metabolisable it is clearly important that the metabolic end products should either be utilisable in the body (in the case of anabolic processes) or should be rapidly and easily

excretable without significantly stressing the body, particularly in its acid-base relationships, before excretion. Where the end products of catabolic processes are carbon dioxide and water they can usually be rapidly and easily eliminated from the body by respiratory activity. When the end products, however, are nitrogenous or consist of solute loads such as sulphate, phosphate or keto acids then their elimination from the body is slower and involves renal activity. These metabolic end products may also significantly stress the body's buffer systems.

When one comes to consider more specifically the provision of intravenous nutrition to patients it must be clearly remembered that "nutrition" involves two processes. Firstly there are catabolic processes which involve the degradation of metabolites with the liberation of energy — these are energy yielding or exothermic reactions and they may be measured in terms of the calories made available to the body. Such catabolic processes inevitably result in metabolic end products which require either renal or respiratory excretion from the body or both. Secondly there are anabolic processes which result in the synthesis of new material in the body. This may be required for such processes as growth, tissue repair, wound healing or to cover continuing tissue wastage. In theory at least, and in ideal circumstances, such anabolic processes give rise to no metabolic end products for excretion. They are, however, endothermic reactions and can only proceed in the presence of freely available energy sources, this energy, of course, being provided by simultaneously occurring catabolic processes. In designing an intravenous nutritional solution, then it should be obvious that one must provide rapidly and predictably available calories with metabolic end products which are easily excreted from the body and that amino nitrogen should only be provided together with sufficient calories from other sources to enable it to be incorporated into body protein. Substances being infused as available substrate for anabolic processes should only be given after the body's catabolic calorie requirements have been met and the calorie value of anabolic substrate should be disregarded in assessing the calorie content of infusion solutions.

As amino acids constitute the metabolic substrate for anabolic processes in the body they should be made available in such proportions as have been shown to be optimal for protein synthesis with a minimal load for renal excretion. The metabolic substrate being provided for exothermic or catabolic purposes should be subject to rapid degradation with the liberation of energy and should not involve body storage. When one comes to consider the materials available for intravenous nutrition it is clear that for catabolic purposes one can use various sugars, for example glucose or fructose, or sugar alcohols, for example sorbitol, or one can use ethyl alcohol or fat. For anabolic purposes only amino acids are required but for the reasons already given they should only be provided after the body's catabolic calorie needs have been met.

Long-term Parenteral Nutrition

As part of a series of investigations undertaken to assess the efficacy of parenterally administered pure synthetic amino acids in achieving a positive nitrogen balance in surgical patients a group of patients was chosen in whom parenteral nutrition would be required for very long periods and in whom, because of the severity of their disease processes, a favorable response was unlikely. It was felt that if a therapeutic regime proved successful in such cases it would be more readily acceptable in patients who were less critically ill. It is intended in this paper, therefore, to present the case histories of a small group of patients who had long-term parenteral nutrition.

Case 1

This patient was a male aged 67 years when first seen by the author. His relevant past history was that 21 years earlier he had had a partial gastrectomy (Polya) for duodenal ulcer. Twelve years before being seen he had had an enteroanastomosis performed for stomal ulceration and nine years before being seen he had required a vagotomy again for stomal ulceration. Five years before he had had a haemorrhoidectomy. For the past three years he had had recurrent large bowel obstruction all of which had settled with conservative treatment.

The patient was admitted to hospital with large bowel obstruction. At his first operation he was found to have a carcinoma in the region of the splenic flexure and a transverse colostomy was performed. On the fourteenth day a left hemicolectomy was performed with end to end anastomosis of the large bowel. The transverse colostomy remained. Three days after the second operation the patient began vomiting and he could only be maintained on intravenous fluids. He then developed jaundice and both Pseudomonas pyocyaneus and Clostridium welchii were cultured from the bowel. These infections proved extremely difficult to treat.

The patient was maintained on intravenous therapy for three weeks after his operation of left hemicolectomy and during that time he averaged an intake of three litres per day of 4% dextrose in N/5 saline with 25 mEq per day of potassium chloride. The patient's condition rapidly deteriorated and on the 34th day of his illness a further entero-enterostomy was performed because of efferent loop obstruction. It was at this stage that the author first saw the patient in consultation and a plan of long-term intensive parenteral nutrition was instituted. At this stage the patient's condition was very poor and he was expected to die.

From the 34th day to the 83rd day of the patient's illness he was maintained on intravenous therapy and had nothing by mouth. From the 83rd day to the 102nd day of his illness intravenous therapy was continued but was gradually decreased as he tolerated gradually increasing intragastric tube feedings.

At this stage, when intravenous therapy was discontinued, he had had ninety days of uninterrupted intravenous therapy. On the 108th day of his illness and six days after the ending of intravenous therapy the patient was able to walk unaided and on the 131st day he was discharged from hospital fully ambulant and on full oral feeding.

In summary this patient's intravenous therapy had consisted of

1. Three weeks of 4% dextrose in N/5 saline with 25 mEq potassium chloride per day. The volume given averaged three litres per day and the calorie intake was about 480 calories per day. This was quite inadequate parenteral nutrition and the patient's condition deteriorated steadily over this time.

2. Sixty nine days of intensive intravenous nutritional therapy. The volume of fluid given was variable depending on the volume of gastric aspirate but was usually between three and four litres per day. The electrolyte given also varied with the losses but it included fairly intensive potassium therapy with the amount given ranging up to 156 mEq per day.

Parenteral nutrition was provided by alternating two solutions as follows:

a) 1 litre 10% dextrose to which was added 60 ml absolute ethyl alcohol, 16 units of insulin, 2000 units of heparin and a mixed vitamin preparation. This solution contained 730 calories in the litre and was infused in 8 hours.

b) $^1/_2$ litre Aminofusin 850® (Pfrimmer).This solution contained in the half litre 25 gms pure synthetic amino acids, 50 gms sorbitol and 15 gms absolute ethyl alcohol and contained in the half litre 425 calories. The half litre was infused in four hours.

With minor variations according to need these two solutions were alternated, the cycle taking 12 hours. In this way the patient was receiving 50 gms pure synthetic amino acids and 2310 calories per day.

A brief summary of some relevant laboratory findings is as follows:

Plasma proteins:

pre-operatively (initial operation)
6.5 gms per 100 ml
after 3 weeks intravenous therapy with 4% dextrose in N/5 saline
4.2 gms per 100 ml
after a further 49 days of intensive parenteral nutrition
6.0 gms per 100 ml
on discharge from hospital
6.2 gms per 100 ml

Blood urea:

on admission to hospital
40 mgms per 100 ml
after 3 weeks intravenous therapy with 4% dextrose in N/5 saline
18 mgms per 100 ml
after further 49 days of intensive parenteral nutrition
20 mgms per 100 ml
on discharge from hospital
32 mgms per 100 ml

This very favorable response of a patient to intensive parenteral feeding was achieved despite a profuse Pseudomonas pyocyaneus infection which required consecutively treatment with streptomycin, penicillin, soframycin, reverin, colymycin and ledermycin over a period of 12 days before it was brought under control. At the time when the intensive treatment was started the patient was considered likely to die and the good response was achieved by the use of high calorie intakes in the form of glucose, sorbitol and ethyl alcohol to cover the patient's energy requirements and by the use of pure synthetic amino acids in the form of Aminofusin (Pfrimmer) which could be utilised to enable protein synthesis.

Further cases of long-term parenteral nutrition in this series will be reported much more briefly.

Case 2

This patient was a male aged 42 years who had a previous history of cholecystectomy and partial gastrectomy. He was admitted to hospital with jaundice and a possible stone in the common bile duct. At laparotomy no stone was found and a T-drain was inserted in the common bile duct. The patient developed biliary and duodenal fistulae and over the next three weeks he required three operations in attempts to repair the fistulae but extensive losses continued.

The patient required six weeks of intensive intravenous nutrition. His calorie intake varied between 2300 and 3000 calories per day given as 10% dextrose, ethyl alcohol and sorbitol and he received 50 gms per day synthetic amino acids in the form of Aminofusin 850 (Pfrimmer).

With this intravenous nutrition the patient remained in good condition. The blood urea did not rise above 32 mgms per 100 ml and the urinary urea did not exceed 14 gms per day. After six weeks of intravenous therapy the plasma proteins were 6.3 gms per 100 ml (albumin 3.8 gms, globulin 2.5 gms, globulin fractions normal). After six weeks of intravenous therapy the fistula losses decreased and oral feeding was commenced. After a further week intravenous feeding was stopped and the patient was discharged from hospital very well.

Case 3

This patient was a female aged 45 years. Four years previously she had had a partial gastrectomy for gastric ulcer. When first seen she had a partial stomal obstruction, she had been vomiting for many weeks, and she was suffering from gross malnutrition. Her weight was 37.3 kg.

The patient was given two weeks preoperative parenteral nutrition with a calorie intake averaging 2660 calories per day in the form of 10% dextrose, sorbitol and ethyl alcohol and with an intake of 100 gms synthetic amino acids per day in the form of Aminofusin forte (Pfrimmer). After two weeks preoperative preparation total gastrectomy was performed with oesophageal-jejunal anastomosis and the patient had a further three weeks of exclusively intravenous nutrition, again with dextrose, sorbitol, ethyl alcohol and amino acids, before oral feeding was commenced. She made an uneventful recovery.

During the total course of five weeks exclusively parenteral nutrition the patient's weight rose from 37.3 kg to 44.2 kg and the plasma protein concentrations rose from 4.8 gms per 100 ml to 6.8 gms per 100 ml.

Case 4

This patient was a previously healthy male aged 24 years who was admitted to hospital in coma and moribund after being involved in an automobile accident. He was in profound shock, there was no peripheral pulse and the presumptive diagnosis was possible head injury and extensive intraabdominal bleeding. The patient was transfused and taken to the operating theatre. In all he required 7 litres of blood. At operation a ruptured spleen was removed and the patient was also found to have an extensive rupture of the liver extending across the anterior surface around the lower border and over the posterior aspect of the liver to the porta hepatis. This could not be sutured so it was packed with absorbable foam packs and the surface of the liver was packed with gauze anteriorly and posteriorly. The patient was returned from theatre with the packs in situ. Intravenous nutrition was commenced with 20% fructose, sorbitol and 100 gms synthetic amino acids per day in the form of Aminofusin forte (Pfrimmer). The total calorie intake was 2400 calories per day.

The patient was returned to the theatre for removal of the gauze packs on the sixth day and altogether had twelve days of intravenous nutrition

---

* The synthetic amino acid solutions (Aminofusin solutions) used in this study were provided by J. Pfrimmer & Co. Erlangen, Western Germany.

before oral feeding began. Despite his extensive haemorrhage his blood urea did not rise above 44 mgms per 100 ml and his urinary urea excretion did not exceed 12 gms per day. The patient made an uneventful recovery.

Summary

Complete parenteral nutrition for long periods (up to 90 days) is possible with high calorie intakes in the form of glucose, fructose, sorbitol and ethyl alcohol and with restoration of body protein with synthetic amino acid solutions. Four cases are presented of patients who were all critically ill and all of whom responded very favorably to this parenteral nutritional regime.

Französische Erfahrungen mit der parenteralen Ernährung

Von **J. Lassner**

I. Parenterale Ernährung und Infusionstherapie

Es liegt nahe, unter parenteraler Ernährung nur die intravenöse Zufuhr von Zucker, Eiweiß und Fett verstehen zu wollen, doch muß man feststellen, daß man diese Stoffe wohl in ihrer reinen Form essen, nicht aber infundieren kann. Andererseits kann man Wasser nur nach entsprechendem Zusatz von Salzen, Zucker oder ähnlichem intravenös verabreichen. Schließlich ist zu bemerken, daß die Verminderung der Hämoglobinmenge ein entscheidendes Element in der Pathologie des Nahrungsmangels darstellt. Eine Auseinandersetzung über parenterale Ernährung kann daher weder die Fragen des Wasser- und Salzhaushaltes noch die der Blutübertragung ausschalten. Die Entscheidung über die Indikation und die Dauer der parenteralen Infusionen ist weder von der Versorgung des Patienten im Ganzen, noch von der Durchführung der intravenösen Therapie unabhängig. Darum gehören sowohl die Infusionstechnik wie die organisatorischen Probleme der Zusammenarbeit der den Patienten betreuenden Ärzte in den Bereich dieser Ausführungen.

II. Die Verantwortung für die parenterale Ernährung

In Frankreich wird die parenterale Ernährung seit zwanzig Jahren in den Rahmen der Reanimation eingeordnet. Dabei ist von Belang, daß die Reanimation ihren Aufschwung dem Erfolg der Blutübertragung bei der Versorgung Kriegsverletzter verdankt hat. Die bestmögliche Wiederherstellung des Kreislaufes vor einem etwaigen chirurgischen Eingriff oder einem Abtransport des Verletzten hatte sich als entscheidend für das Überleben herausgestellt. Unter den Umständen der Kriegschirurgie war diese erste Behandlung der Verletzten, und damit auch die Entscheidung über den Grad der Dringlichkeit des Falles, einem besonders damit betrauten Arzt, eben dem Reanimateur übertragen worden. Dieser bildete mit dem Chirurgen und dem Anaesthesisten eine feste Arbeitsgruppe. Seit 1947 wird die Reanimation offiziell der Anaesthesie zugerechnet. So lautete auch der Facharzttitel, der von der medizinischen Fakultät erteilt wird, ursprünglich Anaesthesist-Reanimateur. Später wurde die Bezeichnung Anaesthesiologe vorgezogen, doch spricht man weiterhin von Anaesthesie und Reanimation als einem einheitlichen Feld.

III. Die Zufuhr von Wasser und Salz

Wie bekannt, kann man einige Wochen ohne Nahrung leben, aber nur wenige Tage ohne Wasser. Besteht aus irgendeinem Grund die Unmöglichkeit Wasser zu trinken oder vom Magen-Darm-Trakt zu resorbieren, so wird die parenterale Zufuhr erforderlich. In der Mehrzahl der Fälle, sowohl in der Kinderchirurgie wie bei Eingriffen an Erwachsenen, genügt es, das erforderliche Wasser in der Form von isotoner Zuckerlösung mit ein paar Gramm Kochsalz und Kaliumchlorid während der Operation und den darauf folgenden Stunden, manchmal noch am folgenden Tag, zu infundieren.

Anders liegt die Sache in Fällen, wo ein abnormer Flüssigkeitsverlust längere Zeit bestehen bleibt. Da diese Verluste je nach ihrem Ursprung eine typische und in den ersten Tagen ziemlich konstante Zusammensetzung zeigen, was die Elektrolyten anbelangt, so hat es sich als wesentlich erwiesen, Aspirations- und Fistelflüssigkeiten regelmäßig und genau zu messen. Dies erfordert gelegentlich das Abwiegen von flüssigkeitsdurchtränkten Verbänden alle paar Stunden. Kennt man das verlorene Flüssigkeitsvolumen und den Ursprung der Flüssigkeit, so kann man ohne weiteres die geeignete Zufuhr bestimmen.

Dauert der abnormale Verlust an, so wird es notwendig, die Zusammensetzung der ausgeschiedenen Flüssigkeit chemisch zu bestimmen, um einen entsprechenden Ersatz zu ermöglichen. Eine derartige Analyse ist viel aufschlußreicher als das Plasmaionenbild. Zudem erspart man dem Patienten die Blutabnahme.

IV. Der Blutersatz

Daß der Butverlust einen entsprechenden Ersatz erfordert, gilt heute als eine Grundregel der Versorgung chirurgischer Patienten. In der Praxis wird aber oft nur auf sichtbare Verluste geachtet. Bei schwer Kachektischen mit einem Körpergewicht um 40 kg findet man oft eine Verminderung der Erythrocytenmasse auf ein Viertel des Normalen. Es mangeln da also etwa 1500 ml rote Blutkörperchen (Abb. 1). Ähnliche schwere Einbußen erleiden beim Hungernden die Plasmaproteine, vorzüglich das Albumin.

V. Der Stoffwechsel und das Körpergewicht

Mit dem Hinweis auf die Bedeutung der Einbuße an Körpergewicht ist die zur sachgerechten Durchführung der parenteralen Ernährung bedeutsamste Meßgröße erwähnt. Kein anderes Instrument ist so wesentlich und bleibt so oft unbenützt wie die Waage. Dabei bedarf es im täglichen Gebrauch nur ganz selten einer Waage, auf der der liegende Patient gewogen werden kann. Meist genügt eine Waage, auf die man einen Sessel stellen kann. Das Wiegen des Patienten bei seiner Aufnahme in die Abteilung sollte zur obligaten Routine gehören. Wird der Patient nach der Operation alle zwei oder drei Tage (manchmal auch täglich) gewogen, so

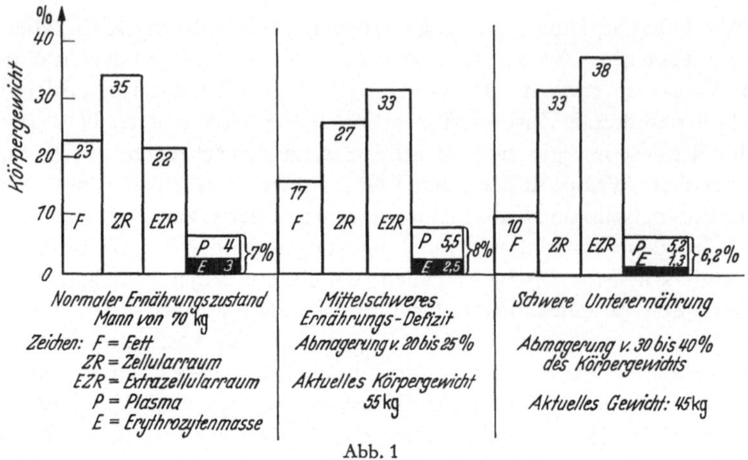

Abb. 1

hat man ein klares Bild über den Wasserhaushalt, da rasche Schwankungen größeren Ausmaßes nur durch Ab- oder Zunahme des Körperwassers zustande kommen können. Es darf als Regel gelten, daß beim Patienten,

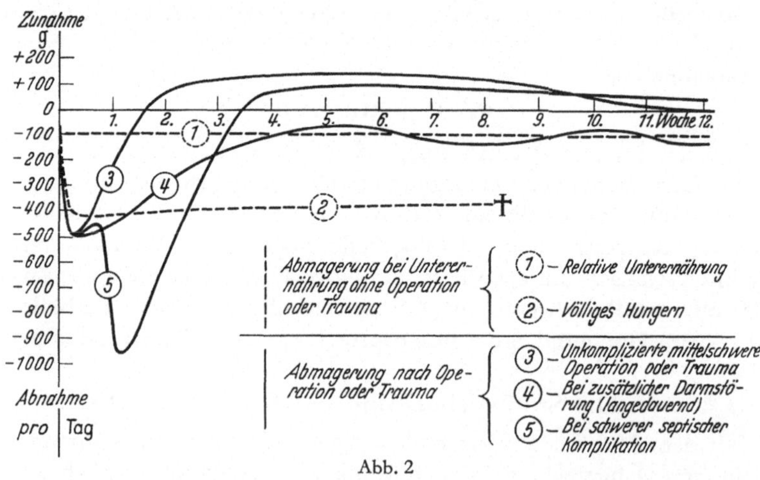

Abb. 2

der parenteral in den ersten Tagen nach einer Operation ernährt wird, das Körpergewicht täglich um 100—250 g abnimmt. Dabei ist angenommen, daß die Wasserzufuhr die Nierenausscheidung nicht übersteigt, bzw. der endogenen Wasserbildung Rechnung trägt. Typische Kurven der Gewichtsveränderung bei mehrwöchigem komplettem oder teilweisem Nahrungsmangel und diejenigen, die bei chirurgischen Patienten registriert wurden, zeigt Abb. 2.

Man muß diese postoperative Einschmelzung von Körpersubstanz als eine im wesentlichen harmlose, vielleicht sogar notwendige Erscheinung auffassen. Sie ist übrigens durch die Zufuhr an Nährstoffen nur zu einem geringen Grad beeinflußbar. Der Spareffekt zugeführter Calorien oder von zugeführtem Eiweiß betreffs der Eiweißeinbuße geht aus Abb. 3 hervor, die auf Studien von Tremolieres in Paris beruht. Es zeigt sich, daß ein Verlust von 3—6 g Stickstoff pro Tag bestehen bleibt, auch wenn gleich

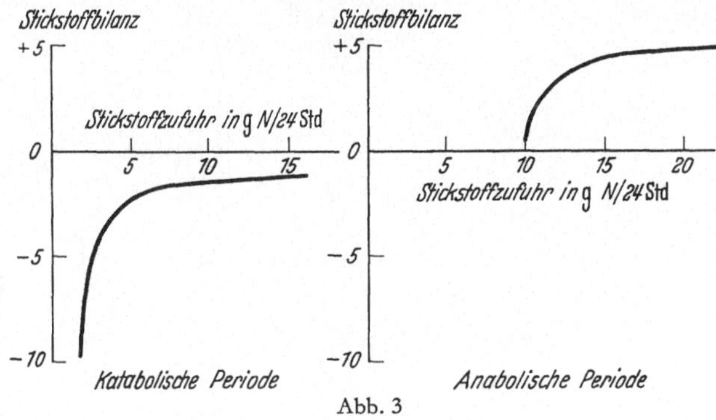

Abb. 3

nach der Operation Glucose und bald auch Aminosäuren infundiert werden. Bedenkt man, daß 1 g Stickstoff 6,25 g Eiweiß bzw. 30 g Muskel entspricht, so muß man zugeben, daß die Einbuße im Durchschnittsfall nicht groß ist.

Die Lage ist ganz anders, wenn schon vor der Operation eine Unterernährung bestanden hat, und insbesondere wenn nach der Operation der Darmtrakt funktionsuntüchtig bleibt und womöglich noch infolge einer chirurgischen oder sonstigen Komplikation eine Verlängerung der katabolischen Phase eintritt. Bei Komplikationen, insbesondere bei schwerer Infektion, beobachtet man eine stark negative Stickstoffbilanz mit Verlusten, die manchmal 25 g pro Tag übersteigen, das heißt eine Abnahme des Körpergewichtes von etwa 1 kg in 24 Std.

Unter derartigen pathologischen Umständen wird die parenterale Ernährung zur Lebensnotwendigkeit. Man muß nämlich feststellen, daß die Versuche, durch pharmakologische Mittel die postoperative Phase zu beeinflussen, insbesondere jene, durch die sogenannte vegetative Dämpfung oder Hibernation die metabolischen Verluste einzuschränken, ohne Erfolg geblieben sind. Auch die anabolisierenden Steroide haben nicht viel geholfen.

VI. Die Durchführung der parenteralen Ernährung

Da die parenterale Ernährung intravenös erfolgt, gehört es zur Aufgabe aller, die mit Patienten zu tun haben, die einer solchen Behandlung eventuell bedürfen können, dafür zu sorgen, daß die Venen dieser Kranken entsprechend geschont werden. Dies bedeutet, daß Blutabnahmen nur erfolgen dürfen, wenn sie wirklich notwendig sind, und daß sie mit großer Vorsicht durchgeführt werden müssen, und zwar von Venen, die für die Anlegung eines Dauertropfs nicht geeignet sind.

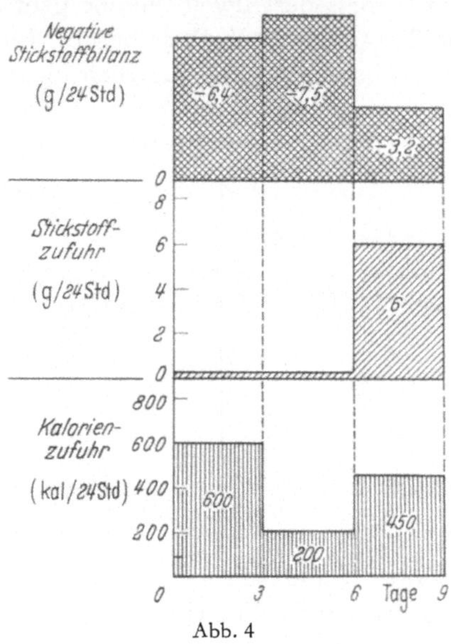

Abb. 4

Das Einlegen von Plastikkanülen ist nur dann von Vorteil, wenn die Einstichstelle in der Nähe eines Gelenkes liegt. Da besteht bei der Verwendung einer Nadel die Gefahr des Durchstechens der Gefäßwand durch die Bewegungen, die dem Patienten nie verboten werden dürfen. Die chemische Reizung der Venen erfolgt umso rascher und häufiger, je weiter ab von der Isotonie der osmotische Druck der infundierten Flüssigkeit liegt. Die dreifache Osmolarität sollte nie überschritten werden (s. Tafel 1). Ähnliches gilt von der Wasserstoffionenkonzentration. Plastikkanülen, die länger als 48 Std liegen, sind in mehr als einem Drittel der Fälle bakteriell infiziert, und die Gefahr septischer Thrombophlebitiden ist bei längerer Anwendung eines Plastikkatheters in der Vena femoralis oder der Vena cava sehr erheblich. Wenn immer möglich, ist 12 Std pro Tag nicht übersteigende, intermittierende Infusion in periphere Venen vorzuziehen.

Was die Eiweißbilanz betrifft, so haben die in Abb. 4 wiedergegebenen Studien von Tremolieres gezeigt, daß in der unmittelbar postoperativen

Periode die Eiweißbilanz negativ bleibt, auch bei einer Eiweiß- und Calorienzufuhr die unter normalen Bedingungen genügt. Ein Eiweiß-Gleichgewicht kann erst bei extrem gesteigertem Calorienangebot erreicht werden. Wie bereits erwähnt, kommt die maximale Eiweißeinsparung schon bei einer Zufuhr von etwa 6 g Stickstoff pro Tag zustande. In der anabolischen Phase hingegen bedarf es etwa 20 g Stickstoff pro Tag, um eine optimal

Tabelle 1.

		g/l
Mit dem Humanplasma isotone Lösungen	NaCl	9,0
	$NaHCO_3$	12,5
	Glucose, Lävulose, Sorbit	50,0
	Aminosäuren	50,0
Mischungen:	NaCl	4,5
	KCl	6,0
	Glucose	30,0
	KCl	4,0
	Glucose	25,0
	Aminosäuren	25,0
Lösungen doppelter osmolarer Konzentration	glucose	25,0
	NaCl	9,0
	KCl	6,0
	Glucose	50,0
	KCl	6,0
	Glucose	25,0
	Aminosäuren	25,0
	NaCl	4,5
	KCl	6,0
Lösungen mit dreifacher osmolarer Konzentration	Glucose	100,0
	NaCl	4,5
	KCl	6,0
	Glucose	100,0
	Aminosäuren	50,0
	Glucose	50,0
	Aminosäuren	50,0
	NaCl	4,5
	KCl	6,0

positive Bilanz zu Wege zu bringen. In der anabolischen Phase sind die parenteral zugefuhrten Eiweißstoffe immer quantitativ unzureichend. Auch ist ihre Zufuhr oft sehr appetitstörend.

Was die Deckung des Energiebedarfs anlangt, so scheint es angebracht, daran zu erinnern, daß neben den Fettemulsionen die Verwendung von Alkohol eine erhebliche Steigerung der Calorienzufuhr gestattet. Es werden bekanntlich 7 Calorien pro Gramm Alkohol frei. Als störende Nebenwirkung der parenteralen Alkoholzufuhr muß man die periphere Vasodilatation und gelegentliches Schwitzen erwähnen, Bei rascher Infusion kann es zu vorübergehender Trunkenheit kommen. Die in Frankreich handelsüblichen 5—7prozentigen Lösungen von Alkohol in 5% Glucose haben etwa ebenso oft zu lokalen Entzündungserscheinungen der Venen geführt wie die 10prozentigen Glucoselösungen.

Es tut mir leid, bei dieser kurzen Darstellung von französischen Erfahrungen nichts Schmackhafteres berichtet zu haben. Die französische Küche erfreut sich einer wohlverdienten Anerkennung, aber die parenterale Zufuhr der Nahrungsmittel gleicht alle nationalen Unterschiede aus. Selbst der Hinweis auf die Verwendbarkeit von Alkohol sollte nicht dahingehend ausgelegt werden, man wolle die französische Sitte, beim Essen Wein zu trinken, in das Feld der parenteralen Ernährung einführen.

Zusammenfassung

Die parenterale Ernährung bildet mit der Versorgung mit Wasser, Salzen und Blut eine unlösbare Einheit. Sie obliegt dem Anaesthesisten, der alle diesbezüglichen Entscheidungen in Zusammenarbeit mit dem Chirurgen fällen muß. Die Deckung des Bedarfs an Wasser, Salzen und Blut ist viel dringender und viel häufiger notwendig, als eine Zufuhr von Nährstoffen im eigentlichen Sinne. Letztere ist aber beim chronisch unterernährten Patienten, insbesondere bei komplizierten Operationsfolgen und im Falle eines längere Zeit funktionsunfähigen Darmtraktes eine Lebensnotwendigkeit. Häufige Kontrolle des Körpergewichts ist eine der wesentlichsten Maßnahmen zur Überwachung der parenteralen Ernährung.

Anaesthesiology and Resuscitation
Anaesthesiologie und Wiederbelebung
Anesthésiologie et Réanimation

Band 1 Resuscitation Controversial Aspects
Chairman and Editor: Peter Safar. VI, 64 pages, 1963. DM 10,—

Band 2 Hypnosis in Anesthesiology
Chairman and Editor: Jean Lassner. 51 pages, 1964. DM 8,50

Band 3 Schock und Plasmaexpander
Herausgegeben von H. Horatz und R. Frey
60 Abb., VIII, 154 Seiten, 1964. DM 18,—

Band 4 Die intravenöse Kurznarkose mit dem neuen Phenoxyessigsäurederivat Propanidid (Epontol®)
(3-Methoxy-4-(N,N-diäthylcarbamoylmethoxy)-phenylessigsäure-n-propylester)
Herausgegeben von K. Horatz, R. Frey und M. Zindler
163 Abb., XII, 318 Seiten, 1965. DM 21,—

Band 5 Infusionsprobleme in der Chirurgie
Unter dem Vorsitz von M. Allgöwer. Leiter und Herausgeber: U. F. Gruber
14 Abb., VIIII, 108 Seiten, 1965. DM 7,20

Band 7 Grundlagen und Ergebnisse der Venendruckmessung zur Prüfung des zirkulierenden Blutvolumens
Von V. Feuerstein. 21 Abb. und 2 Tab., VIII, 37 Seiten, 1964. DM 9,60

Band 9 Die Neuroleptanalgesie
Herausgegeben von Walter F. Henschel
Etwa 80 Abb., etwa 225 Seiten,
1966. Etwa DM 38,—

Band 10 Auswirkungen der Atemmechanik auf den Kreislauf
von R. Schorer. 17 Abb. und 15 Tab., VIII, 58 Seiten, 1965. DM 14,—
